Kohlhammer

Gert Kowarowsky

Der schwierige Patient

Kommunikation und Patienteninteraktion
im Praxisalltag

Verlag W. Kohlhammer

Dieses Werk einschließlich aller seiner Teile ist urheberrechtlich geschützt. Jede Verwendung außerhalb der engen Grenzen des Urheberrechts ist ohne Zustimmung des Verlags unzulässig und strafbar. Das gilt insbesondere für Vervielfältigungen, Übersetzungen, Mikroverfilmungen und für die Einspeicherung und Verarbeitung in elektronischen Systemen.

1. Auflage 2005
Alle Rechte vorbehalten
© 2005 W. Kohlhammer GmbH Stuttgart
Umschlag: Gestaltungskonzept Peter Horlacher
Gesamtherstellung:
W. Kohlhammer Druckerei GmbH + Co. KG, Stuttgart
Printed in Germany

ISBN 3-17-018889-5

Inhalt

Inhaltsverzeichnis der CD-ROM 7
Geleitworte 9
Auf den Punkt gebracht 13

1	**Der schwierige Patient**	
1.1	Die Person des Patienten – Wir sind viele	17
1.1.1	Persönlichkeitsstörungen – ein Überblick	24
1.1.1.1	Ein Einwand	28
1.1.1.2	Noch ein Einwand	29
1.2	Die Handlungen des Patienten	34
1.3	Die Motive des Patienten	41
1.3.1	Ein ganz besonderes Motiv besser verstehen	43
1.3.1.1	Somatoforme Störungen	44
1.4	Die Situation des Patienten	47
2	**Der schwierige Helfer**	
2.1	Die Person des Helfers – Auch	55
2.2	Die Handlungen des Helfers	62
2.3	Die Motive des Helfers	67
2.4	Die Situation des Helfers	71
3	**Es gehören immer mindestens zwei dazu**	
3.1	Die Interaktion im Brennpunkt	75
3.2	Übertragung und Gegenübertragung	76
3.3	Grundlagen hilfreicher Begegnungen mit Patienten	88
3.3.1	Empathie: Einfühlendes, nicht wertendes Verstehen	88
3.3.2	Akzeptanz: Wertschätzung	89
3.3.3	Kongruenz: Echtheit	90
4	**Rezeptsammlung – das Beste aus Theorie und Praxis**	
4.1	Die Telefonanlage oder: Weshalb Manuel die wichtigsten Vorbehalte gegen Rezepte nie erfuhr	94
4.1.1	Rezept Nr. 1: Ich will auf mich selbst achten und es soll mir Vergnügen machen	97
4.1.2	Rezept Nr. 2: Während ich im Kontakt mit mir selbst bleibe, bleibe ich im Kontakt mit dem Patienten	98
4.1.3	Rezept Nr. 3: Gangbare Wege gehen	99

4.1.4	Rezept Nr. 4: Viel über Kommunikation wissen und Spaß dabei haben, dieses Wissen anzuwenden	100
4.1.4.1	Die Grundlagen der Kommunikation	100
4.1.4.2	Kommunikationstechniken (NLP)	109
4.1.5	Rezept Nr. 5: Lösungen statt Probleme	112
4.1.6	Rezept Nr. 6: Flexibilität erhöhen	113
4.1.7	Rezept Nr. 7: Vermeide die Gefahr, bevor sie eintritt	114
4.1.8	Rezept Nr. 8: Irrationale Überzeugungen über Bord werfen	115
4.1.9	Rezept Nr. 9: Selbstfürsorge – ganz pragmatisch	119
4.1.9.1	Bewusstheit	119
4.1.9.2	Verständnis	119
4.1.9.3	Selbstfürsorge	120
5	**Zum Abschluss**	
5.1	Zugabe – Fragebogen zur Selbstsupervision	145

Literatur 157

Anhang

Adressen für qualifizierte Selbsterfahrungsangebote 161
Persönlichkeitsstörungen – ein ausführlicher Überblick 163
Checkliste: Was mir wichtig ist 172
Jahresplaner 173
Monatsplaner 174
Wochenplaner 175

Stichwortverzeichnis 176

Inhaltsverzeichnis der CD-ROM

Übungen

Übung 1: Für Sie persönlich schwierige Patienten – Persönlichkeitsaspekte (Buchseite 31)
Übung 2: Für Sie persönlich angenehme Patienten – Persönlichkeitsaspekte (Buchseite 32)
Übung 3: Für Sie persönlich angenehme Persönlichkeitsaspekte bei Ihren schwierigen Patienten (Buchseite 33)
Übung 4: Für Sie persönlich schwierige Verhaltensweisen bei Ihren schwierigen Patienten (Buchseite 40)
Übung 5: Für Sie persönlich schwierige Motive bei Ihren schwierigen Patienten (Buchseite 46)
Übung 6: Für Sie persönlich nachvollziehbare und Ihnen bekannte schwierige situative Faktoren bei Ihren schwierigen Patienten (Buchseite 54)
Übung 7: Für Sie persönlich schwierige eigene Persönlichkeitsaspekte (Buchseite 60)
Übung 8: Für Sie persönlich angenehme eigene Persönlichkeitsaspekte (Buchseite 61)
Übung 9: Für Sie persönlich schwierige eigene Verhaltensweisen Ihren Patienten gegenüber (Buchseite 66)
Übung 10: Ihre eigenen problematischen Motive (Buchseite 70)
Übung 11: Ihre persönlichen schwierigen situativen Aspekte im Kontakt mit Ihren Patienten (Buchseite 74)
Übung 12: Die Projektionen Ihrer Patienten entdecken lernen (Buchseite 81)
Übung 13: Die Übertragungen Ihrer Patienten entdecken lernen (Buchseite 82)
Übung 14: Die Gegenübertragungen Ihrer Patienten entdecken lernen (Buchseite 83)
Übung 15: Ihre eigenen Projektionen entdecken lernen (Buchseite 84)
Übung 16: Ihre eigenen Übertragungen entdecken lernen (Buchseite 85)
Übung 17: Ihre eigenen Gegenübertragungen entdecken lernen (Buchseite 86)
Übung 18: Ihre schwierigen Patienten schnell mit Bewusstheit wahrnehmen lernen (Buchseite 87)
Übung 19: Mit „vier Schnäbeln" sprechen (Buchseite 105)
Übung 20: Mit „vier Ohren" hören (Buchseite 106)
Übung 21: Ihre persönlichen irrationalen Helfer-Überzeugungen (Buchseite 117)
Übung 22: Ihre persönlichen rationalen Alternativen (Buchseite 118)
Übung 23: Was mir wichtig ist (Buchseite 127)
Übung 24: Ihre persönlichen Zufriedenheitserlebnisse (Buchseite 134)
Übung 25: Ihr persönliches soziales Netzwerk (Buchseite 137)
Übung 26: Ihr persönlicher Fortbildungsplan (Buchseite 143)

Weitere Materialien

Selbst-Supervisions-Fragebogen (SSF) (Buchseite 146)
Checkliste: Was mir wichtig ist (Buchseite 172)
Mein soziales Netzwerk (Buchseite 138)
Jahresplaner (Buchseite 173)

Monatsplaner (Buchseite 174)
Wochenplaner (Buchseite 175)

Poster* für die Teeküche

Comic 1: Wir sind viele, in Farbe (Buchseite 18)
Comic 1: Wir sind viele, schwarz-weiß (Buchseite 18)
Comic 2: Omnibus, in Farbe (Buchseite 19)
Comic 2: Omnibus, schwarz-weiß (Buchseite 19)
„Auch" (Buchseite 58)
Hippokrates
Gogol

---

*) Die Din A4 Printouts können in jedem Copyshop auf Posterformat vergrößert werden.

Geleitworte

Geleitwort von Chandrika U. Carrivick-Zimmermann

Es ist eine der anspruchsvollsten Aufgaben für einen Therapeuten, mit einem schwierigen Patienten erfolgreich zu arbeiten. Der Therapeut kommt meistens an die Grenzen seiner Fähigkeiten, seiner Techniken, seines Wissens, und häufig auch seiner persönlichen Geduld, seines Mitgefühls und seiner Integrität.

Wie viele von uns Helfern haben nur Schweigen gehört oder die Worte „Ja, aber ..." als sie versucht haben, gut zu beraten und sich hilflos gefühlt beim Versuch eine Verbindung zum Patienten herzustellen.

Der schwierige Patient stellt vielleicht die grösste Herausforderung dar, herauszufinden wie man einen Menschen erreichen kann, der nicht zu reagieren scheint. Ist er vielleicht so stark verstrickt in seine inneren Konflikte, dass er nicht antworten kann? Oder ist es vielleicht so, dass wir nicht feinfühlig genug sind um ihn zu hören? Viele Fragen stellen sich: Ist es der Patient, ist es der Helfer, oder sind es die Umstände, die eine therapeutische Situation schwierig machen?

Ein Buch, das erklärt was alles berücksichtigt werden muss, wenn man mit einem schwierigen Patienten arbeitet und das gleichzeitig praktische und nützliche Hilfsmittel und Anregungen gibt, ist ein wahres Geschenk für die helfenden Berufe.

Dieses Buch gibt eine breitgefächerte und klare Übersicht über die Komplexität der verschiedenen Ebenen und ihre Wechselwirkung, die im therapeutischen Prozess wirksam sind. Es macht uns bewusst, dass diese Vielschichtigkeit ein kompliziertes Gefüge ist, das sowohl die vielen verschiedenen Ebenen innerhalb des Patienten, des Helfers, und der Situation, als auch die Beziehungen zwischen dem Patienten, dem Helfer und der jeweiligen Situation umfasst.

Zu irgendeinem Zeitpunkt realisiert jeder Therapeut, dass es in der Therapie neben der Wahl der richtigen Methode vor allem darauf ankommt, den Patienten auf der Ebene von Mensch zu Mensch zu erreichen.

Dieses Buch über den schwierigen Patienten ist so wichtig, weil es ein Licht auf die Interaktion zwischen Patient und Helfer wirft. Es stellt die Frage, was Veränderung auslöst und was den Patienten unterstützt, sich so sicher zu fühlen, dass er den Mut zur Veränderung aufbringt. Und wir werden daran erinnert, dass der Wendepunkt in der Arbeit mit einem schwierigen Patienten oft darauf zurückzuführen ist, dass der Patient die Kongruenz des Helfers wahrzunehmen beginnt und deshalb wieder anfängt zu vertrauen.

Denny Yuson-Sánchez fasst die Essenz seiner Art mit Menschen zu arbeiten so zusammen: „Sei menschlich; das wichtigste Werkzeug das Du hast, um mit Menschen zu arbeiten, ist Dein Mitgefühl."

Was ich in meinem Leben gelernt habe ist, dass schwierige Patienten vor allem Liebe, Fürsorglichkeit und Mitgefühl brauchen. In dieser Sicht wurde ich unlängst erneut bestärkt, als ich das Buch von Viktor E. Frankl „Men's Search for Meaning" wieder zur Hand nahm, in dem er feststellt, dass sich Liebe in extrem schwierigen Situationen wie im Konzentrationslager, als die stärkste sinngebende Überlebenskraft zeigte.

Ich habe seit vielen Jahren das Vergnügen Gert Kowarowsky zu kennen, erst als eifrigen Studenten, der alles in seine praktische Arbeit umzusetzen vermochte, was er mit Herz und Verstand aufgenommen hatte; später lernte ich ihn als treuen Freund schätzen, auf den ich zählen konnte und der mich unterstützte wenn es nötig war. Seine Fähigkeit hinter das Offensichtliche zu schauen, seine nie endende Leidenschaft zum Wesentlichen vorzudringen, seine Entschlossenheit weiter zu forschen und neue Wege zu finden um ein Thema zu beleuchten, machen dieses Buch zu einer echten Bereicherung nicht nur für die helfenden Berufe, sondern auch für jeden Hilfesuchenden.

Es ist praxisorientiert und leicht verständlich geschrieben – in einer für dieses Feld auffallend unkomplizierten Ausdrucksweise.

Es hat mir Freude gemacht, dieses Buch zu lesen; öfters musste ich auch schmunzeln, weil ich mich darin wiederfinden konnte. Ich empfehle dieses Buch als nützliche und intelligente Fundgrube und bemerkenswerten Beitrag diese Welt zu einer besseren Welt zu machen.

Egmond aan Zee, 8 Februar 2005, Prof. Chandrika U. Carrivick-Zimmermann, leitende Lehrtherapeutin Humaniversity

Geleitwort von Norbert Lotz

Wer kennt nicht den Ärger und die Aufregung mit 'schwierigen Patienten'! Doch auch hier zeigt sich: Häufigkeit und Intensität von 'Wahr'-nehmungen sind nicht notwendigerweise Belege für Tatsächlichkeit.

Der schwierige Patient – also nur ein Wahrnehmungsphänomen, eine optische Täuschung? Ja und nein; die Antwort: ein situationsabhängiges Interaktionsphänomen.

Der Autor führt Schritt für Schritt in die Relativität der 'Tatsachen' und damit des Erlebens. Dieser Weg ist sowohl diagnostisch hilfreich als auch entscheidend für die Vergrößerung des Handlungsspielraums bei den Helfenden; er führt außerdem aus emotionalen Sackgassen.

Ein Buch wie ein Brillenputztuch – es lässt klarer sehen, eröffnet neue Perspektiven, die sich zudem noch gut anfühlen. Und: es macht bereits beim Lesen Spaß.

Frankfurt am Main, 11. März 2005, Prof. Norbert Lotz, Begründer und Leiter des FIRST, Frankfurter Institut für Rational Emotive und Kognitive Verhaltenstherapie

Auf den Punkt gebracht

Als Student in Heidelberg ärgerte ich mich immer über die 400 Seiten dicken Fachbücher, an deren Ende sich mir die Frage stellte: „Wieso hat der Autor* nicht auf 40 Seiten gesagt, was er über 400 Seiten langatmig ausgebreitet hat?" Deshalb das Ergebnis dieser Analyse über den schwierigen Patienten gleich zu Beginn: Den schwierigen Patienten gibt es nicht. Der schwierige Patient wird erlebt in einem intensiven Interaktionsprozess.

Eine Ordensschwester drückte es treffend in einem Gespräch mit mir so aus: „Ein schwieriger Patient ist für mich ein Patient, der mir meine Grenzen aufzeigt, zu dem ich emotional keinen Zugang habe, bei dem ich keinen Erfolg habe, bei dem ich Frustration erlebe. Er stellt das Wertesystem des Pflegeberufs infrage. Das Helfen-Müssen wird von ihm infrage gestellt. Ganz innen drin fühle ich ›das Gute‹, dies ist meine Autoritätsgrundlage. Wer sich mir widersetzt, widersetzt sich dem Guten. Wenn ich angespannt bin und mich gestresst fühle, denke ich oft: Wieso stellt er sich nur so an, ich will ihm doch nur Gutes. Wenn ich meine klaren Tage habe, weiß ich, dass ich ihm etwas anbiete und er das Recht hat, es anzunehmen oder nicht. In meinen 40 Jahren Arbeit habe ich gelernt: **Den schwierigen Patienten gibt es nicht. Es gehören immer zwei dazu.**"

M. Horlacher aus Basel formulierte es 1999 in der Zusammenfassung mehrerer vorliegender Untersuchungen zum Thema so: „Schwierige Patienten sind meistens Patienten, die bei den Helfern negative Gefühle auslösen, ihnen also Schwierigkeiten machen. Oft haben diese Patienten dicke Krankenblattakten, mehr Abklärungen als andere Patienten entwickelt und mehr konsiliarische Beurteilungen. Entwickelt sich die Beziehung zum Patienten zu einer schwierigen Beziehung, so sind immer beide Seiten daran beteiligt, der Helfer und der Patient. Aspekte der Persönlichkeit von Helfer und Patient beeinflussen diese Schwierigkeiten stark." (Horlacher 1999, S. 131)

Letztendlich wird der „schwierige Patient" also in einem Interaktionsprozess erlebt, an dem mindestens zwei Personen mit unterschiedlichen Rollen beteiligt sind. Auf der einen Seite beispielsweise Arzt oder Helfer, auf der anderen Seite der Patient.

Wenn es den schwierigen Patienten als solchen aber gar nicht gibt, dann stellt sich die Frage, was verbirgt sich hinter dem Begriff des „schwierigen Patienten"? Wirft man einen ersten spontanen Blick auf das Konstrukt vom schwierigen

---

*) Oder eine Autorin: Die maskuline Sprachform in diesem Buch schließt allzeit die Wahrnehmung der Rolle durch eine Frau mit ein.

Patienten, so ergibt sich die Notwendigkeit, unsere Aufmerksamkeit nacheinander auf Folgendes zu lenken:
1. die Persönlichkeitsaspekte des Patienten, den wir als schwierig erleben
2. die Verhaltensweisen, mit denen wir uns schwer tun und die wir von daher als schwierig erleben
3. die Motive, die wir dem Patienten für seine Verhaltensweisen zu Recht oder zu Unrecht unterstellen
4. die konkrete Situation, in der wir dem Patienten begegnen: den Ort, die Zeit, die Rahmenbedingungen der Behandlung (Abb. 1)

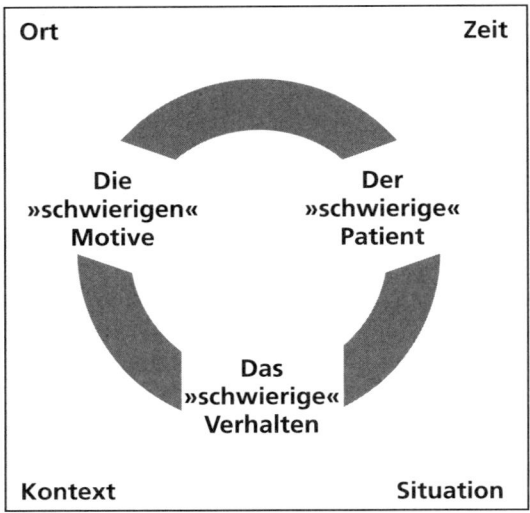

Abb. 1: Der »schwierige Patient« ist ein komplexes Konstrukt aus Persönlichkeit, Motiven und Handlungen, eingebettet in einen sich stetig ändernden Kontext

Da bereits erläutert wurde, dass, sobald vom schwierigen Patienten die Rede ist, immer zwei dazugehören, stellt sich sofort die Frage nach der **Interaktion** zwischen den beteiligten Personen.

Es ist deutlich, dass der schwierige Patient zuallererst als schwieriger Patient aus der Sicht des Helfers erlebt wird.
- Der Helfer sieht beim Patienten schwierige, problematische Persönlichkeitsanteile.
- Der Helfer erlebt die Handlungsweisen des Patienten als schwierig.
- Der Helfer tut sich schwer mit den realen oder vermeintlich schwierigen Motiven des Patienten in der vorliegenden aktuellen Begegnungssituation. (Abb. 2)

Der Helfer wiederum tritt in der aktuellen Situation mit seinen eigenen spezifischen Persönlichkeitsanteilen, mit seinen eigenen spezifischen Handlungen und

Motiven dem schwierigen Patienten gegenüber. Die Situation erscheint sofort ganz anders, wenn wir den Blickwinkel verändern. Von Seiten des Patienten aus betrachtet ergibt sich die Perspektive: „Wer ist hier schwierig? **Ich** habe es mit einem schwierigen Helfer zu tun. Seine Persönlichkeitsanteile erscheinen mir schwierig. Seine Handlungen empfinde ich als schwierig. Seine Motive erlebe ich als problematisch."

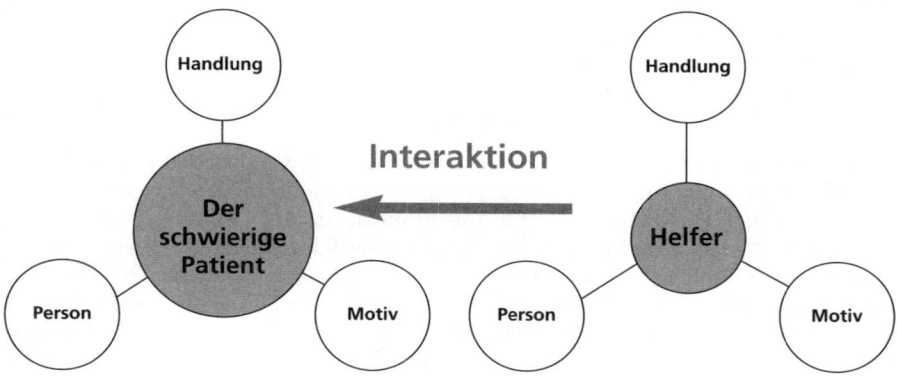

Abb.2:   Der Patient ist schwierig aus der Sicht des Helfers

Somit steht hier also auch umgekehrt der „gesunde Patient" dem „schwierigen Helfer" gegenüber. (Abb. 3)

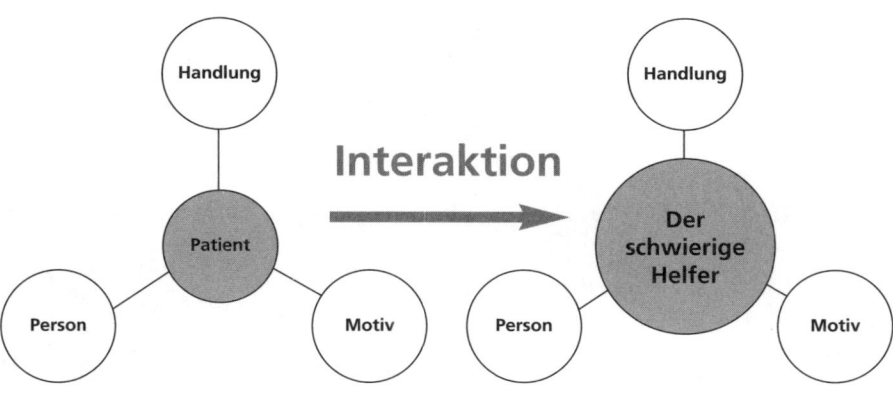

Abb. 3:   Der Patient sieht sich einem schwierigen Helfer gegenüber

Kehren wir jedoch in unserer Betrachtung wieder zur Ausgangssituation zurück: Der Helfer tritt einem Patienten gegenüber, der als schwierig erlebt wird – ganz gleich ob nun der Helfer Arzt ist, Psychotherapeut, Kunsttherapeut, Physiotherapeut, Ergotherapeut, ob Logopäde, Diätassistent, medizinisch-technischer Assistent oder Angehöriger des Praxis- und Pflegepersonals. Lassen Sie uns genau hinschauen auf die **vier grundlegenden Ebenen,** die wir in der Interaktion mit dem schwierigen Patienten für uns als Helfer erleben:

1. die Person des Patienten
2. die Handlungen des Patienten
3. die Motive des Patienten
4. die aktuelle Situation, in der uns der Patient begegnet

Bevor wir uns nun im ersten Kapitel der Person des Patienten zuwenden, noch eine wichtige Vorbemerkung zu den beiden Begriffen Patient und Helfer: Ich benutze diese Worte bei den weiteren Ausführungen nicht, um auf zwei völlig verschiedene Arten von Menschen hinzuweisen. Jeder Helfer kann jederzeit Patient werden.

Sobald ich die Praxis eines Kollegen betrete, um ein persönliches Problem mit ihm zu bearbeiten, bin ich Patient. Wenn mir der Zahn weh tut und ich zum Zahnarzt gehe, bin ich Patient. Wenn der Zahnarzt sich beim Skifahren das Bein bricht, liegt er auf der chirurgischen Station und ist Patient. Der Arzt, der ihn dort behandelt, sitzt in drei Monaten bei seinem Patienten als Patient auf dem Behandlungsstuhl. Patient und Helfer sind austauschbare Rollenbegriffe. Viele Patienten sind professionelle Helfer und nahezu jeder Helfer befindet sich mehrmals in seinem Leben in der Rolle des Patienten.

1. Der schwierige Patient

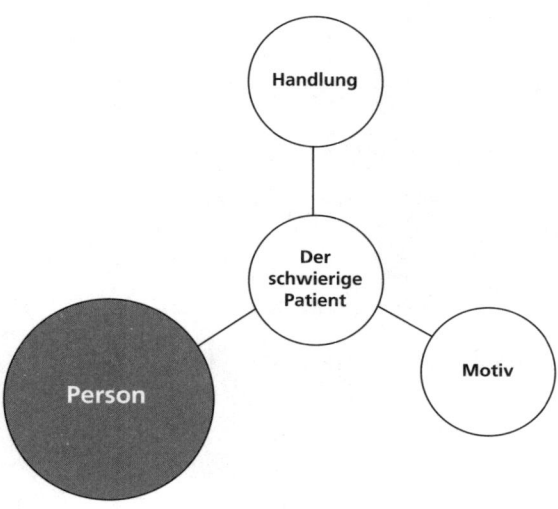

1.1. Die Person des Patienten – Wir sind viele

Im antiken Griechenland hielten die Schauspieler Masken vors Gesicht, hinter denen sie sprachen. Der Begriff „Person" ist vom lateinischen Wortstamm „personare" abgeleitet. Personare – hindurchtönen durch die Maske.

Die Persönlichkeit ist also jene Person, die ihre immer gleiche Maske verlässlich vor sich her trägt. Ein erfolgreicher Maskenträger. Bis heute besteht unser allgemeines Konzept einer Person darin, die Person als Einheit, als Singularität wahrzunehmen. Viel angemessener jedoch erscheint die Sichtweise, die Persönlichkeit als eine Ansammlung vieler Teilpersönlichkeiten zu sehen. Hal und Sidra Stone haben diese Ansicht in ihrem Buch „Wir sind viele" sehr treffend beschrieben. Virginia Satir widmet sich diesem Thema unserer persönlichen Vielschichtigkeit in ihrem Buch „Meine vielen Gesichter". Denny Yuson-Sánchez beschreibt diesen Sachverhalt kreativ in seinem Basistext für Therapeuten, dem er den Titel „Auch" gab. Friedemann Schulz von Thun erweitert seine Ausführungen über die Grundlagen der Kommunikation in Band 3 seiner Buchreihe „Miteinander reden" um das Konzept vom „Inneren Team". Innerhalb jeder kommunizierenden Persönlichkeit ortet auch er viele Teilpersönlichkeiten. Er zitiert Luise Rinser, die es so ausdrückte: „Manchmal habe ich das Bedürfnis etwas Schreckliches zu tun, ein Haus anzuzünden oder so etwas, aber das war nur der Eine in mir, der Andere wollte gut sein und helfen."

Tatsache ist, nicht nur „zwei Seelen wohnen ach in meiner Brust", wie Doktor Faustus beklagt, sondern viele! (Comic 1)

Der schwierige Patient

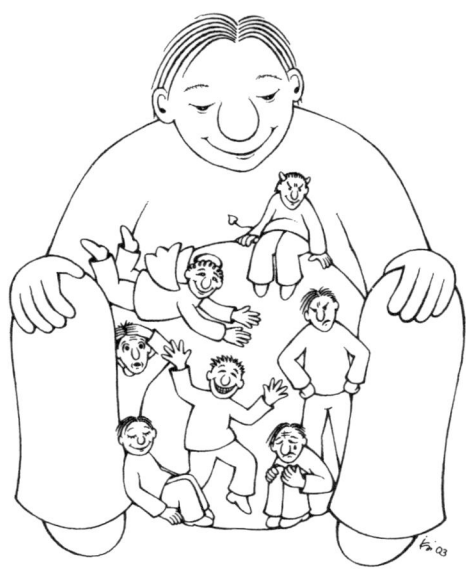

Comic 1: Wir sind viele!*

Wir sind tatsächlich viele. Jeder von uns hat sein kleines Teufelchen in sich. Jeder sein Engelchen. Der Wütende, der Traurige, der Sorgenvolle, der Clown, der Unbeschwerte, der entspannte Buddha in uns – dies sind ganz sicher nur einige wenige Teilaspekte unserer Gesamt-Persönlichkeit.

Wir alle entsprechen einem ganzen Omnibus voller Teilpersönlichkeiten: Männern und Frauen, Erwachsenen und Kindern, von denen jeweils eine andere am Lenkrad sitzt. Das Wort Omnibus ist in diesem Zusammenhang wortwörtlich zu nehmen, so wie es schon die alten Römer benutzten: **Omnibus – mit allen zusammen.** Die Frage in jeder Alltagssituation ist nun diese: „Wer sitzt heute am Lenkrad? Wer hat in diesem Moment das Steuer in der Hand?" (Comic 2)

Wer steuert unsere Gesamtpersönlichkeit in diesem Moment? Und wohin geht die Reise? Nach welchen Regeln entscheiden diese Vielen in mir, wer gerade am Lenkrad sitzen darf? Demokratisch? Diktatorisch? Fährt jeweils der durch den entsprechenden Alltags-Abschnitt des Lebens, der sich hier am besten auskennt? Wer in mir bestimmt, wohin die Reise geht? Sind uns immer alle Insassen unseres Persönlichkeits-Omnibusses bekannt? Gibt es „Schwarzfahrer"? „Blinde Passagiere"? „Saboteure"?

Erleben wir einen Patienten als schwierigen Patienten, dann können wir realistischerweise höchstens sagen, dass ein Teil dieses Patienten – nennen wir ihn Teil-Persönlichkeit P1 – der schwierige Patient ist. Es gibt aber auch Teil-Persönlichkeit P2, den Patienten, der am Nachmittag auf dem Tennisplatz ein begehrter

---

*) Der Comic 1: „Wir sind viele" ist wie alle nachfolgenden Comics gezeichnet von Iris Schörner. Sie hat es hervorragend verstanden, meine Ideen bildlich sichtbar zu machen, wofür ich ihr an dieser Stelle noch einmal recht herzlich danken möchte. Die Darstellungen bei Friedemann Schulz von Thun in seinen drei Bänden „Miteinander reden" haben bei manchen meiner Ideen zur Illustration ganz sicher Pate gestanden.

Die Person des Patienten – wir sind viele

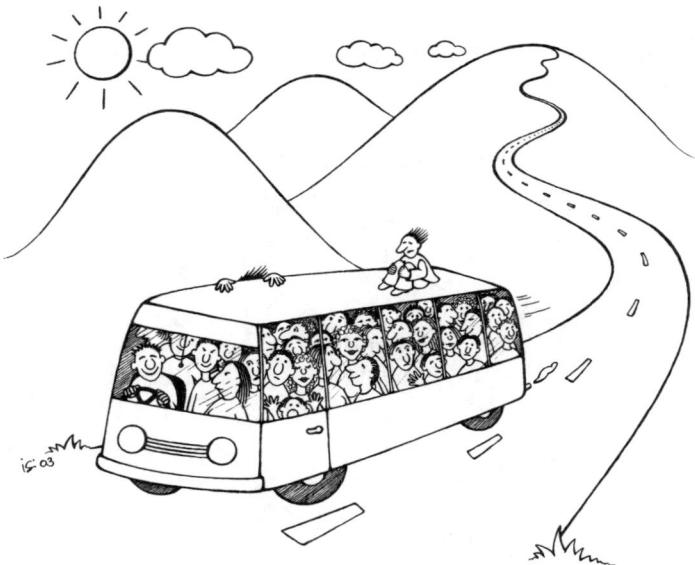

Comic 2: Wer sitzt im Moment am Lenkrad? Wohin geht die Reise?

Tennispartner ist. Hier wird sich niemand über ihn als schwierig beklagen. Teil-Aspekt P 3 ist vielleicht der Patient, der abends bei einem Konzert als kulturbeflissener Konzertbesucher erscheint, der in der Pause ein brillantes Feuerwerk von Hintergrundinformationen zu geben vermag.

Weitere Teilpersönlichkeiten sind beispielsweise: Teil-Persönlichkeit P 4, der Gartenfreund, P 5 der Vater, P 6 der Bruder, P 7 der Nachbar, P 8 der PC-Experte, P 9 der rücksichtsvolle Autofahrer, P 10 der Bankkaufmann ... und, und, und. (Abb. 4)

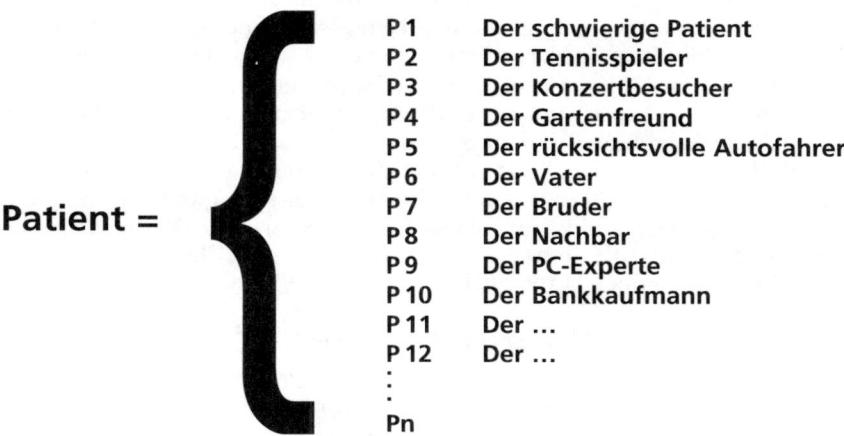

Abb. 4: Der Patient besteht aus vielen Teilpersönlichkeiten

Wer die Sprache der Mathematik liebt, kann sich jede Persönlichkeit P als Summe aller Teil-Persönlichkeiten P1 bis P-unendlich zusammengefügt vorstellen. (Abb. 5)

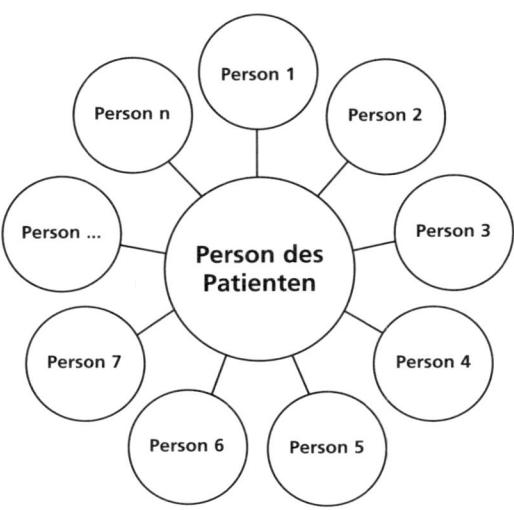

Abb. 5: Jede Person besteht aus unendlich vielen Teil-Persönlichkeiten

Es stellt sich somit die Frage: Auf welche Teil-Persönlichkeit beziehe ich mich, wenn ich den anderen als schwierigen Patienten bezeichne? Bin ich mir bewusst, dass der andere niemals in seiner Gesamtheit als Person schwierig ist?

Der polnische Diplomat Graf Korzybski führte schon 1921 eine Analyse der Sprachmuster durch, die er „General Semantics" nannte. Er entwickelte eine interessante sprachliche Anleitung, um sich in der Begegnung mit anderen Menschen deren persönlicher Vielschichtigkeit bewusst zu bleiben. Er schlug vor, jeweils Zeitindizes in Verbindung mit der Namensnennung zu bringen. In der Situation „Oh, hier kommt Herr Meyer!" stellt sich somit die Frage: „Welcher Herr Meyer? Der Herr Meyer, den Sie vor 14 Tagen zum letzten Mal gesehen hatten, bevor seine Frau gestorben war? Der Herr Meyer, den Sie vor 10 Jahren zum letzten Mal auf einem Klassentreffen gesehen hatten? Der Herr Meyer, der gerade seine Beförderung bekommen hat?" Mit der Zeitindizierung: Herr Meyer, 02.07.2003, 17.30 Uhr, wäre eine genauere Beschreibung des Herrn Meyer in der aktuellen Situation gegeben und könnte abgegrenzt werden von der Bezugnahme auf den Herrn Meyer mit der Indizierung 15.05.2003, 15.07 Uhr oder auf Herrn Meyer mit der Indizierung 31.08.1953, 10.20 Uhr. (Abb. 6)

Welcher Herr Meyer ???

Herr Meyer ..., 02.07.03, 17.30
Herr Meyer ..., 15.05.03, 15.07
Herr Meyer ..., 31.08.53, 10.20
Herr Meyer ..., ...

Abb. 6: Welcher Herr Meyer?

Anstatt schablonenhaft zu denken: „Ach ja, da kommt ja Gaby", könnten wir uns angewöhnen, herzöffnender zu denken: „Aha, da kommt Gaby, jetzt um 12.35 Uhr". Dann bliebe jedes Mal die interessante offene Frage: „Welche Gaby tritt jetzt gerade hier zur Tür ein?" (Comic 3)

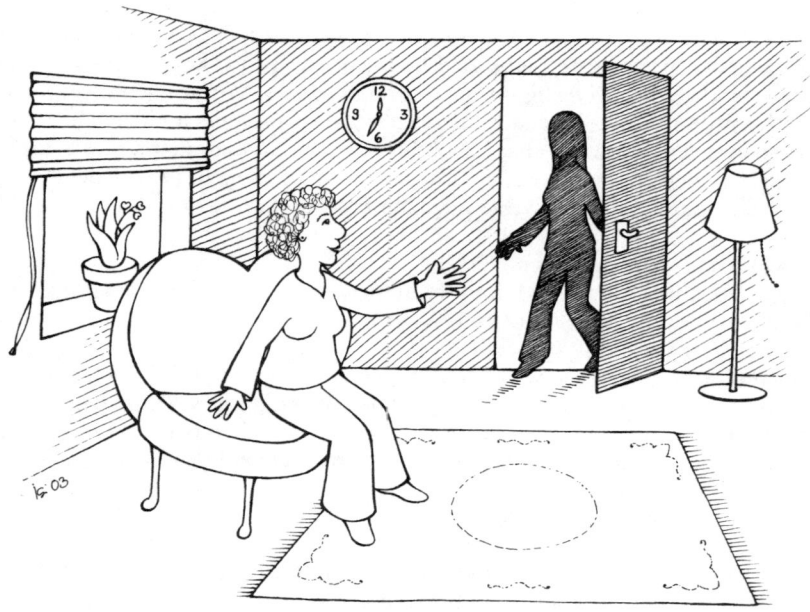

Comic 3: »Da kommt Gaby, 12.35 Uhr«

In seiner Tagebuchskizze zu dem Stück „Andorra" mit der Überschrift „Du sollst Dir kein Bildnis machen", hat Max Frisch diesen Sachverhalt unserer Persönlichkeitsvielfalt treffend zum Ausdruck gebracht. Er meint:

„Es ist bemerkenswert, dass wir gerade von dem Menschen, den wir lieben, am mindesten aussagen können, wie er sei. Wir lieben ihn einfach. Eben darin besteht ja die Liebe, das Wunderbare an der Liebe, dass sie uns in der Schwebe des Lebendigen hält, in der Bereitschaft, einem Menschen zu folgen in allen seinen möglichen Entfaltungen. Wir wissen, dass jeder Mensch, wenn man ihn liebt, sich wie verwandelt fühlt, wie entfaltet, und dass auch dem Liebenden sich alles entfaltet, das Nächste, das lange Bekannte. Vieles sieht er wie zum ersten Male. Die Liebe befreit es aus jeglichem Bildnis. Das ist das Erregende, das Abenteuerliche, das eigentlich Spannende, dass wir mit den Menschen, die wir lieben, nicht fertig werden: Weil wir sie lieben; solang wir sie lieben. Man höre bloß die Dichter, wenn sie lieben; sie tappen nach Vergleichen, als wären sie betrunken, sie greifen nach allen Dingen im All, nach Blumen und Tieren, nach Wolken, nach Sternen und Meeren. Warum? So wie das All, wie Gottes unerschöpfliche Geräumigkeit, schrankenlos, alles Möglichen voll, aller Geheimnisse voll, unfassbar ist der Mensch, den man liebt – nur die Liebe erträgt ihn so.

Warum reisen wir?

Auch dies, damit wir Menschen begegnen, die nicht meinen, dass sie uns kennen ein für alle Mal; damit wir noch einmal erfahren, was uns in diesem Leben möglich sei – es ist ohnehin schon wenig genug.

Unsere Meinung, dass wir das Andere kennen, ist das Ende der Liebe, jedes Mal, aber Ursache und Wirkung liegen vielleicht anders, als wir anzunehmen versucht sind – nicht weil wir das Andere kennen, geht unsere Liebe zu Ende, sondern umgekehrt: weil unsere Liebe zu Ende geht, weil ihre Kraft sich erschöpft hat, darum ist der Mensch fertig für uns. Er muss es sein. Wir können nicht mehr! Wir kündigen ihm die Bereitschaft, auf weitere Verwandlungen einzugehen. Wir verweigern ihm den Anspruch alles Lebendigen, das unfassbar bleibt, und zugleich sind wir verwundert und enttäuscht, dass unser Verhältnis nicht mehr lebendig sei. ›Du bist nicht‹, sagt der Enttäuschte oder die Enttäuschte, ›wofür ich dich gehalten habe.‹

Und wofür hat man sich denn gehalten?

Für ein Geheimnis, das der Mensch ja immerhin ist, ein erregendes Rätsel das auszuhalten wir müde geworden sind. Man macht sich ein Bildnis. Das ist das Lieblose, der Verrat.

Man hat darauf hingewiesen, das Wunder jeder Prophetie erkläre sich teilweise schon daraus, dass das Künftige, wie es in den Worten eines Propheten erahnt scheint und als Bildnis entworfen wird, am Ende durch ebendieses Bildnis verursacht, vorbereitet, ermöglicht oder mindestens befördert worden ist –

Unfug der Kartenleserei.

Urteile über unsere Handschrift.

Orakel bei den alten Griechen.

Wenn wir es so sehen, entkleiden wir die Prophetie wirklich ihres Wunders? Es bleibt immer noch das Wunder des Wortes, das Geschichte macht:

›Am Anfang war das Wort.‹

Kassandra, die Ahnungsvolle, die scheinbar Warnende und nutzlos Warnende, ist sie immer ganz unschuldig an dem Unheil, das sie vorausklagt?

Dessen Bildnis sie entwirft.

Irgendeine fixe Meinung unserer Freunde, unserer Eltern, unserer Erzieher, auch sie lastet auf manchem wie ein altes Orakel. Ein halbes Leben steht unter der heimlichen Frage: ›Erfüllt es sich oder erfüllt es sich nicht?‹ Mindestens die Frage ist uns auf die Stirn gebrannt, und man wird ein Orakel nicht los, bis man es zur Erfüllung bringt. Dabei muss es sich durchaus nicht im geraden Sinn erfüllen; auch im Widerspruch zeigt sich der Einfluss, darin, dass man so nicht sein will, wie der andere uns einschätzt. Man wird das Gegenteil, aber man wird es durch den anderen.

Eine Lehrerin sagte einmal zu meiner Mutter, niemals in ihrem Leben werde sie Stricken lernen. Meine Mutter erzählte uns jenen Ausspruch sehr oft; sie hat ihn nie vergessen, nie verziehen; sie ist eine leidenschaftliche und ungewöhnliche Strickerin geworden, und alle die Strümpfe und Mützen, die Handschuhe, die Pullover, die ich jemals bekommen habe, am Ende verdanke ich sie allein jenem ärgerlichen Orakel! …

In gewissem Grad sind wir wirklich das Wesen, das die anderen in uns hineinsehen, Freunde wie Feinde. Und umgekehrt: Auch wir sind die Verfasser der anderen; wir sind auf eine heimliche und unentrinnbare Weise verantwortlich für das Gesicht, das sie uns zeigen, verantwortlich nicht für ihre Anlage, aber für die

Ausschöpfung dieser Anlage. Wir sind es, die dem Freunde, dessen Erstarrtsein uns bemüht, im Wege stehen und zwar dadurch, dass unsere Meinung, er sei erstarrt, ein weiteres Glied in jener Kette ist, die ihn fesselt und langsam erwürgt. Wir wünschen ihm, dass er sich wandle, oh ja, wir wünschen es ganzen Völkern!

Aber darum sind wir noch lange nicht bereit, unsere Vorstellung von ihnen aufzugeben. Wir selber sind die letzten, die sie verwandeln. Wir halten uns für den Spiegel und ahnen nur selten, wie sehr der andere seinerseits eben der Spiegel unseres erstarrten Menschenbildes ist, unser Erzeugnis, unser Opfer."

(M. Frisch 1968, zitiert mit freundlicher Genehmigung des Suhrkamp-Verlags Frankfurt)

Zum gleichen Sachverhalt zitierte 2001 Professor Fiedler aus Heidelberg in seinem Buch mit dem Titel „Persönlichkeitsstörungen" den Philosophen Karl Jaspers auf Seite 3 mit den Worten: „Menschlich aber bedeutet die Feststellung des Wesen eines Menschen eine Erledigung, die bei näherer Besinnung beleidigend ist und die Kommunikation abbricht."

Seien Sie deshalb vorsichtig damit, den anderen als schwierigen Patienten zu bezeichnen oder ihm gar eine Persönlichkeitsstörungsdiagnose zuzuordnen.

Die Herausforderung, vor die Sie gestellt sind, ist hoch. Mehrere gut belegte Studien konfrontieren uns mit der Tatsache, dass mindestens jeder fünfte Mensch psychische Störungen aufweist. In der ambulanten medizinischen Grundversorgung kann davon ausgegangen werden, dass jeder vierte Patient psychisch auffällig ist. Ulrike Ehlert hat in ihrem Buch „Psychologie im Krankenhaus" 1998 sogar aufgezeigt, dass die Prävalenz psychischer Störungen bei internistischen und chirurgischen Patienten zwischen 30 und 50 Prozent variiert, ergo sogar jeder zweite bis dritte Patient neben seiner körperlichen, rein somatischen Erkrankung, auch eine psychische Störung aufweist. Es ist somit nicht verwunderlich, dass S. Hahn in seiner Untersuchung 2001 darüber berichtete, dass Ärzte, bei allem Wohlwollen, im Praxisalltag jeden sechsten Patienten als schwierigen Patienten erleben.

Sie kennen sie alle, die im Praxis- oder Stationsalltag achtlos geäußerten Bemerkungen über Patienten wie: „Der hat doch einen Schuss – wie der hier auf Station rumläuft ..." Oder: „Draußen steht schon wieder die Patientin, die erst gestern hier war, Sie wissen schon, die mit der Macke ..."

Die Verlockung jemanden abzustempeln, ihn als gestört, ja persönlichkeitsgestört zu bezeichnen, ist im täglichen Kontakt mit Patienten, die wir als schwierig empfinden, äußerst hoch. Dennoch sollten wir der wissenschaftlichen Exaktheit verbunden bleiben, wonach Persönlichkeitsstörungsdiagnosen nur vergeben werden dürfen, wenn mindestens eines der nachfolgenden Kriterien erfüllt ist:

- Die betreffende Person leidet selbst unter ihrer Persönlichkeit.
- Die Persönlichkeitsstörung beinhaltet das Risiko der Entwicklung einer psychischen Störung oder verschlimmert eine bereits bestehende psychische Störung.
- Das psychosoziale Funktionsniveau ist so verändert, dass Konflikte mit Ethik, Recht oder Gesetz entstanden sind. (nach Fiedler 2001)

1.1.1 Persönlichkeitsstörungen – ein Überblick

Eingedenk der vorausgegangenen Erläuterungen erscheint es mir sinnvoll, von den 175 Persönlichkeitsstörungen, die Professor Fiedler beschreibt, wenigstens zwölf mir besonders erwähnenswert erscheinende Persönlichkeitsstörungen aufzuzeigen.

Die prägnanteste Zusammenfassung der jeweiligen Störungsbilder findet sich bei Fiedler in seinem Buch „Persönlichkeitsstörungen", die ich hier mit freundlicher persönlicher Genehmigung von Herrn Professor Peter Fiedler wörtlich wiedergeben möchte. (Im Anhang finden Sie darüber hinaus vertiefende Informationen zu den einzelnen Persönlichkeitsstörungen bezüglich ihrer Übergänge zur Normalität sowie ihrer Funktion und Dynamik.)

1. Schizoide Persönlichkeitsstörung
   Störungsbild: soziale Isolation, Einsamkeit.
   Zentral ist eine Distanziertheit in sozialen Beziehungen und eine eingeschränkte Bandbreite des Gefühlsausdrucks im zwischenmenschlichen Erleben. Die Betroffenen haben keine engen Freunde und Bekannte, erscheinen scheu und verschlossen und persönliches Feed-back durch andere ist ihnen egal. Werden sie in ihrer Neigung zur Zurückgezogenheit heftig kritisiert oder angegriffen, kann es zu Zornesausbrüchen kommen. (Fiedler 2001, S. 190)

2. Paranoide Persönlichkeitsstörung
   Störungsbild: fanatisch, querulatorisch, rechthaberisch.
   Es finden sich eine Überempfindlichkeit gegenüber Kritik der Normorientierung eigenen Handelns sowie ein tief greifendes Misstrauen und Argwohn gegenüber anderen, so dass Motive dieser anderen als böswillig ausgelegt werden. Paranoide Persönlichkeiten fühlen sich von anderen extrem ausgenutzt oder benachteiligt. Einige neigen zum Querulantentum und zum Fanatismus und sie liegen häufig im (Rechts-) Streit mit anderen Menschen. In beruflich superiorer oder gleichrangiger Position kommt hinzu, dass die Loyalität anderer in Zweifel gezogen wird. (Fiedler 2001, S. 180)

3. Dissoziale Persönlichkeitsstörung
   Störungsbild: fehlende Schuldgefühle, Störungen der Impulskontrolle.
   Hauptaspekte sind rücksichtsloses Durchsetzen eigener Ziele, Mitgerissenwerden von momentanen Eindrücken sowie spontanes Verhalten, durch das andere sich verletzt und erniedrigt fühlen. Mangel an Introspektionsfähigkeit führt zu fehlenden Schuldgefühlen, und Normverletzungen gehen im Extrem so weit, dass die Betroffenen nicht in der Lage scheinen, vorausschauend zu planen und zu handeln. Eine hohe Risikobereitschaft korrespondiert mit einem Mangel an Angst. Ferner finden sich Unzuverlässigkeit, Bindungsschwäche und ein Mangel an Empathie: Häufig sind zusätzlich gesundheitliche und soziale Probleme durch Missbrauch von Alkohol und Drogen vorhanden. Es kann zu schweren Gewaltdelikten und Rechtsverletzungen kommen. Auch depressive Störungen können auftreten, zumeist weil innere Leere und Langeweile schwer ertragen werden. Das Suizidrisiko ist deutlich erhöht. (Fiedler 2001, S. 235)

4. Negativistische Persönlichkeitsstörung
   Störungsbild: passiv, widerständig und aggressiv.
   Für die negativistische Persönlichkeitsstörung ist auch noch die Bezeichnung „passiv-aggressiv" gebräuchlich. Es dominiert eine passiv-kritische Grundhaltung gegenüber Anregungen und Anforderungen, die von anderen Menschen kommen. Die negativistische Persönlichkeitsstörung fällt insbesondere durch passive Widerstände gegenüber Leistungsanforderungen im sozialen und beruflichen Bereich auf und durch die häufig

ungerechtfertigte Annahme, missverstanden, ungerecht behandelt oder übermäßig in die Pflicht genommen zu werden. (Fiedler 2001, S. 336)

5. Depressive Persönlichkeitsstörung
Störungsbild: hoffnungslos und selbst abwertend.
Die Persönlichkeitsstörung wird bisher gekennzeichnet durch häufige Niedergeschlagenheit, Gefühle der Wertlosigkeit und Unzulänglichkeit sowie durch eine depressiogenpessimistische Lebenseinstellung. Die Betroffenen leiden häufig unter Schuldgefühlen und sind nur selten in der Lage, positive Emotionen zu empfinden, weshalb Selbstbeschuldigungen und ein sich selbst herabsetzendes Selbstbild vorhanden sein können. Es ist fraglich, ob die Persönlichkeitsstörung nicht bereits mit der dysthymen Störung (im Bereich affektiver Störungen) hinreichend beschrieben ist, zumal die Störung von Betroffenen als ich-dyston erlebt wird und nicht wie die meisten anderen Persönlichkeitsstörungen ich-synton ist. (Fiedler 2001, S. 356)

6. Histrionische Persönlichkeitsstörung
Störungsbild: oberflächlich und emotionalisierend.
Sehr häufig finden sich eine übertriebene Emotionalität und ein übermäßiges Verlangen nach Aufmerksamkeit. Personen mit dieser Persönlichkeitsstörung fordern ständig Bestätigung, Anerkennung und Lob. Die Betroffenen fühlen sich unwohl, wenn sie nicht im Mittelpunkt der Aufmerksamkeit stehen, erscheinen als übertrieben attraktiv oder verführerisch und drücken sich sprachlich vage aus. (Fiedler 2001, S. 279)

7. Zwanghafte Persönlichkeitsstörung
Störungsbild: Rigidität und starrer Perfektionismus.
Die dieser Persönlichkeitsstruktur zugrunde liegende Sorgfalt ist durch Gründlichkeit und Genauigkeit in der Ausführung aller Tätigkeiten gekennzeichnet. Ein solcher Stil wäre erst im Übergang zum rigiden Bemühen um Perfektionismus bis zur Erstarrung als Persönlichkeitsstörung zu kennzeichnen, wenn beides dazu führt, dass z.B. berufliche Vorhaben nicht mehr realisiert werden. Arbeit wird dann zwanghaft jedem Vergnügen bzw. zwischenmenschlichen Kontakten übergeordnet, so dass persönliche Beziehungen häufig darunter leiden. Die eigenen starren, moralisch anspruchsvollen und prinzipientreuen Verhaltensmuster werden eigensinnig vertreten und vor allem untergebenen Personen aufgenötigt. In Abhängigkeitsbeziehungen findet sich eher ein Aspekt übergründlicher Pflichterfüllung. (Fiedler 2001, S. 324)

8. Narzisstische Persönlichkeitsstörung
Störungsbild: Mangel an Empathie und überempfindlich bei Kritik.
Die Persönlichkeitsstörung ist gekennzeichnet durch ein Muster von Großartigkeit in der Phantasie oder im Verhalten, einem Mangel an Einfühlungsvermögen und einer Überempfindlichkeit gegenüber Kritik und Einschätzung durch andere. Narzisstische Persönlichkeiten sind in übertriebenem Maße von ihrer Bedeutung überzeugt. Sie übertreiben eigene Fähigkeiten, auch wenn keine besonderen Leistungen beobachtbar sind. Häufig stehen diese Störungseigenarten mit einem brüchigen Selbstwertgefühl in einem engen Zusammenhang. Eine ausgeprägte Kränkbarkeit trägt zu einem erhöhten Suizidrisiko bei und kann zu depressiven Krisen führen, die das Ausmaß einer Episode mit Major Depression erreichen können. (Fiedler 2001, S. 290)

9. Borderline-Persönlichkeitsstörung
Störungsbild: Identitätsstörungen, Störungen der Affektkontrolle.
Besonders auffällig sind eine tief greifende Instabilität in zwischenmenschlichen Beziehungen, im Selbstbild und in den Affekten sowie deutliche Impulsivität. Dominant ist häufig eine grundlegende Störung in der Modulation des Affekterlebens. Viele Betroffene

zeigen zugleich ein verzweifeltes Bemühen, tatsächliches oder vermutetes Verlassenwerden zu vermeiden. An typischen Verhaltensmerkmalen sind neben unangemessener Wut und aggressiven Durchbrüchen unter emotionaler Belastung auch autoaggressive Impulse und Handlungen bis hin zu teils drastischen Selbstverletzungen oder parasuizidale Gesten zu nennen. Im extremen Störungsbild können affektive Störungen koexistieren, und unter psychischer Belastung werden nicht selten dissoziative Störungen beobachtet. (Fiedler 2001, S. 268)

10. Dependente Persönlichkeitsstörung
Störungsbild: unterwürfig und entscheidungsunfähig.
In der Persönlichkeitsstörung mündet eine anhänglich-loyale und zumeist aufopfernde Haltung nicht selten in ein extrem unterwürfiges Verhalten ein. Im Bereich der Störung findet sich schließlich die völlige Unfähigkeit, eigene Entscheidungen zu treffen und umzusetzen. Kennzeichnend sind unterschiedliche Ängste, die mit dem Verlust von Einbindung, Angst vor Versagen in Leistungssituationen und der Möglichkeit negativer Bewertung zusammenhängen. Sind die Betreffenden sozial oder ökonomisch von anderen abhängig, findet sich häufig eine geringe Selbstsicherheit, die dazu führt, dass sie schamlos ausgenutzt werden können. Das Risiko für die Entwicklung einer Depression oder einer somatoformen Störung ist beachtenswert. Abhängige Personen – das kennzeichnet den Übergang zur Persönlichkeitsstörung – haben häufig und zunehmend Angst, verlassen zu werden. (Fiedler 2001, S. 312)

11. Ängstlich-vermeidende Persönlichkeitsstörung
Störungsbild: Schüchternheit und fehlende soziale Kompetenz.
Die ängstlich-vermeidende Persönlichkeitsstörung wird in der deutschsprachigen Übersetzung des DSM* auch als selbstunsichere Persönlichkeitsstörung bezeichnet. Sie ist durch grundlegende Ängste vor negativer Beurteilung, durch Schüchternheit und ein durchgängiges soziales Unbehagen bestimmt, was sich in Verlegenheit, leichtem Erröten, dem Vermeiden sozialer und beruflicher Herausforderungen zeigt. Ausgeprägte Minderwertigkeitsgefühle und Vermeidung im sozialen Kontakt führen über längere Zeit zu gravierenden Einschränkungen der sozialen Kompetenz. Diagnostisch bestehen Schwierigkeiten in der Abgrenzung zur sozialen Phobie, die zumeist Folge sozialer Traumatisierung ist, während die persönlichkeitsbedingte Selbstunsicherheit bereits seit der Kindheit oder Jugend als auffällig erscheint. Diese differentialdiagnostische Schwierigkeit ist mit Blick auf die Behandlung nicht sehr bedeutsam, da sich das therapeutische Vorgehen in beiden Fällen kaum unterscheidet. (Fiedler 2001, S. 300)

12. Schizotypische Persönlichkeitsstörung
Störungsbild: soziales Unbehagen, Verzerrungen im Wahrnehmen und Denken.
Im Vordergrund stehen soziale Defizite, die durch akutes Unbehagen und durch mangelnde Fähigkeit zu engen Beziehungen gekennzeichnet sind. Es treten Verzerrungen der Wahrnehmung und des Denkens sowie eigentümliches Verhalten auf. Familienuntersuchungen haben die genetische Verwandtschaft zur sog. Kernschizophrenie aufgezeigt (Siever, 1985). Und bei einigen (wenigen) Betroffenen besteht das Risiko, unter extremer Belastung eine manifeste Schizophrenie zu entwickeln. Wenn schizotype Persönlichkeiten sich in Behandlung begeben, dann zumeist wegen sozialer Angst oder wegen depressiver Verstimmung. (Fiedler 2001, S. 206)

So weit die Ausführungen von Professor Fiedler. Aus diesen Beschreibungen wird deutlich, dass Sie selbst bei objektiv vorliegenden Persönlichkeitsstörungen nicht jeden persönlichkeitsgestörten Patienten als schwierigen Patienten erleben werden.

---

*) Diagnostisches und Statistisches Manual psychischer Störungen, herausgegeben von der amerikanischen psychiatrischen Vereinigung.

Manche Persönlichkeitsstörung wird Ihnen einen Patienten sogar als besonders angenehm erscheinen lassen. Wenn etwa ein Patient mit Borderline-Persönlichkeitsstörung oder histrionischer Persönlichkeitsstörung an einem grauen Tag „Stimmung in die Bude bringt" oder sich ein Patient mit ängstlich-vermeidender Persönlichkeitsstörung besonders rücksichtsvoll Ihnen gegenüber verhält und Ihnen dreimal beteuert: „Nein, nein, das macht überhaupt gar nichts, dass Sie mir den falschen Termin auf meiner Patientenkarte eingetragen haben. Ich komme gerne nächste Woche wieder. Tragen Sie mich in Ihrem Terminkalender einfach so ein, wie es für Sie am besten passt. Ich möchte Ihnen keine Umstände machen. Ich schaffe das schon irgendwie, dann zu kommen, wenn Sie für mich Zeit haben. Sie haben bestimmt Patienten, die Sie viel dringender brauchen als ich. Für mich ist alles in Ordnung so, wie es für Sie passt. Nur keine Umstände." (Comic 4)

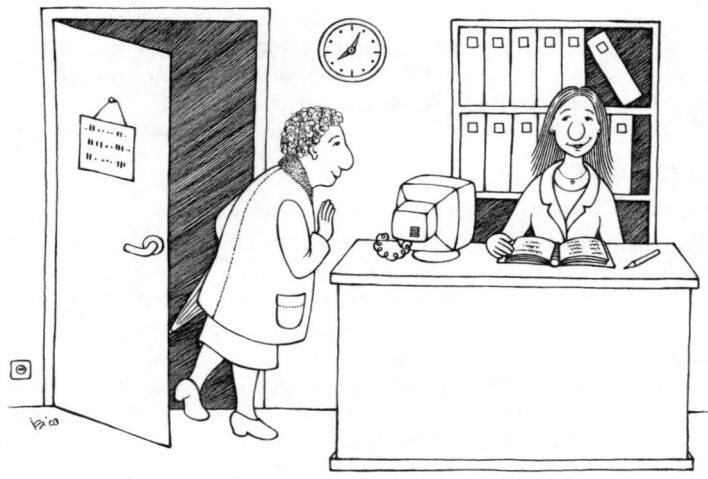

Comic 4: Die Patientin mit ängstlich vermeidender Persönlichkeitsstörung kann durchaus als angenehm empfunden werden mit ihrer Grundaussage: »Nur meinetwegen keine Umstände!«

C. Reimer hat 1991 in seinem Artikel in der Schweizer Medizinischen Rundschau aufgezeigt, dass Helfer in sich die häufigsten Aggressionen erleben gegen:
- zusätzlich süchtige Patienten
- depressive Patienten
- narzisstische Patienten
- Borderline-Patienten
- Hysteriker
- aggressiv entwertende Patienten
- Hypochonder
- zwanghafte Patienten

Doch bleiben Sie des zuvor Gesagten eingedenk: „Du sollst Dir kein Bildnis machen."

Nach 45 Jahren therapeutischer Praxis merkt Irvin D. Yalom, einer der angesehensten Psychotherapeuten Amerikas, Professor für Psychiatrie an der Stanford University, 2002 in seinem Buch „Der Panamahut – oder was einen guten Therapeuten ausmacht" kritisch an: „Eine Diagnose verengt das Blickfeld; sie mindert die Fähigkeit, den anderen als eine Person wahrzunehmen. Wenn wir eine Diagnose gestellt haben, neigen wir dazu, diejenigen Seiten des Patienten, die nicht zu der jeweiligen Diagnose passen, selektiv auszugrenzen und entsprechend übermäßig aufmerksam zu sein für subtile Eigenarten, die unsere Anfangsdiagnose zu bestätigen scheinen. Mehr noch, aus einer Diagnose kann eine sich selbst erfüllende Prophezeihung werden. Jemanden als ›Borderline‹-Patienten oder ›hysterisch‹ einzustufen, kann dazu beitragen, dass genau diese Züge stimuliert und verfestigt werden." (Yalom 2002, S. 18–19)

Der Sozialpsychologe George Herbert Mead mahnte schon 1934: „Das Selbstbild einer Person hängt wesentlich davon ab, wie diese Person glaubt, von anderen gesehen zu werden." (Mead 1934, in: De Shazer 1993, S. 120)

> Achten wir darauf, dass wir uns den schwierigen Patienten durch unsere Meinung, er sei schwierig, nicht selbst erschaffen.

1.1.1.1 Ein Einwand

An dieser Stelle begegne ich in meinen Seminaren zum schwierigen Patienten immer wieder einem Einwand. In z. T. sehr heftigen Diskussionen wird zwar einerseits allgemein anerkannt, dass der „schwierige Patient" ein Interaktionsphänomen ist, eine Wechselwirkungskonstruktion – auf der anderen Seite fordert in vielen Helfern der Teil, der den „gesunden Menschenverstand" vertritt, anzuerkennen, dass es eben doch „richtig schwierige" Patienten gibt.

Wenn Sie ehrlich zu sich sind, finden Sie mit großer Wahrscheinlichkeit auch diesen Teil in sich, der darauf besteht, dass Sie nun wirklich nichts dazu beigetragen haben, dass der andere so ist wie er eben ist – nämlich schwierig! So lange wir nicht erleuchtet sind und mit allen unseren Persönlichkeitsanteilen in uns Frieden geschlossen haben oder zumindest ihre Existenz in uns anerkannt haben, werden wir wohl damit leben müssen, dass wir immer wieder auf Menschen treffen, die wir zutiefst ablehnen.

In den Encountergruppen der späten 1960-er Jahre pflegte man zu sagen: „Der drückt mir die Knöpfe." Gemeint war damit, dass der andere eine Ablehnungsreaktion in mir auslöst, die dazu führt, dass ich mit ihm nichts zu tun haben will, ihn aufs Heftigste ablehne, ihn eben als „wirklich schwierig" erlebe. Auch! Auch dies ist ein Teil meiner subjektiven Wirklichkeit als professioneller Helfer. Auch dies ist ein Mitreisender in meinem Persönlichkeitsomnibus, der Teil in mir, der den anderen als durch und durch schwierig beurteilt und verurteilt. Wenn dieser Teil in Ihnen am Steuer sitzt, wenn Sie als Helfer dem Patienten gegenüber treten, dann ist es Ihre Pflicht, dafür zu sorgen, dass dieser Patient nicht mehr von Ihnen, sondern von einem Kollegen weiterbetreut wird, ganz nach dem TV-Slogan: „Kobra, übernehmen Sie."

Ich erinnere mich, als Assistent in einer Encountergruppe tätig gewesen zu sein. Ewald, einer der beiden Kursleiter, beklagte sich bei mir über einen amerikanischen Kursteilnehmer, der innerhalb der ersten drei von insgesamt vierzehn Tagen schon mehrmals unabdingbare Gruppenregeln gebrochen hatte. „Bei aller Liebe" sagte er zu mir, „mit dem kann ich wirklich nicht! – Noch so ein Ding, und ich schmeiße ihn aus der Gruppe!"

Auf eine mir vertraute Art und Weise erinnerte mich dieser Gruppenteilnehmer jedoch an meine eigenen Verhaltensweisen in meinen ersten eigenen Encountergruppen, die ich viele Jahre zuvor mit ähnlichem Anfangsverhalten begonnen hatte. Ich hatte viel Sympathie für diesen Kursteilnehmer, obwohl ich sein destruktives Verhalten im Umgang mit den anderen Gruppenteilnehmern ebenfalls für dringend veränderungswürdig empfand. Ich vereinbarte mit Ewald, dass er es jedes Mal mir überlassen sollte, wenn es darum ging, diesem Gruppenteilnehmer unmittelbares Feed-back für sein aktuell gezeigtes, problematisches Verhalten zu geben. Ewald willigte ein. Der Gruppenteilnehmer konnte die Gruppe durch diese Verlagerung der Zuständigkeit der beteiligten Helfer erfolgreich und für sich Gewinn bringend beenden, obwohl er für Ewald „wirklich schwierig" war.

1.1.1.2 Noch ein Einwand

Und was ist nun mit den Patienten, die **alle** als schwierig erleben?

Wirklich **alle**??? Sie sehen, wie verführerisch die Alltagssprache ist, unser eigenes Erleben zu verallgemeinern.

Ja, wir treffen immer wieder auf Patienten in der Klinik oder in der Praxis, mit denen sich viele, vielleicht die meisten Helfer schwer tun. Bleiben Sie dennoch professionell aufmerksam – auch bei diesen Patienten ist das Ausmaß, in dem sich der einzelne Helfer mit diesen Patienten schwer tut, sehr unterschiedlich. Die Bandbreite reicht von „mit dem kann ich gar nicht" bis hin zu „der ist mir nicht sehr angenehm".

Wenn wir das Bild von der Persönlichkeit eines Menschen als Omnibus, angefüllt mit den unterschiedlichsten Erscheinungsformen menschlicher Ausdrucksmöglichkeiten, noch einmal betrachten (Comic 2, S. 19), kommen wir zu einer interessanten Erklärungsmöglichkeit:

Ganz offensichtlich verfügen einige Menschen nur über einen eingeschränkten Kreis an Omnibusinsassen, die von ihnen als Fahrer autorisiert sind. Sie lassen nur ganz bestimmte, ausgewählte Teilpersönlichkeiten ans Steuer in der Interaktion mit anderen. Es fehlt der „Fahrerwechsel", die Möglichkeit zu unterschiedlichem Verhalten in den unterschiedlichsten Begegnungssituationen. Bei anderen wiederum erfolgt der Fahrerwechsel oft zu abrupt und unvermittelt, so dass es den Sozialpartnern schwer fällt, sich darauf einzustellen. Auch diese Personen werden oft als schwierig erlebt.

Kohärenz, Flexibilität, Stabilität und Stimmigkeit beim Fahrerwechsel scheinen auf der anderen Seite Kennwerte zu sein, die wir bei Persönlichkeiten vorfinden, mit denen sich deutlich weniger Sozialpartner schwer tun.

Auch bei den Patienten, die für viele Helfer als schwierige Persönlichkeiten erscheinen, bleibt die Herausforderung – und hier in ganz besonderem Maße – sich der Vielschichtigkeit des anderen bewusst zu bleiben. Das Verhalten dem anderen gegenüber, das sich in der Partnertherapie bewährt hat, kann auch hier, in der Begegnung mit dem „wirklich schwierigen" Patienten von Nutzen sein. Spielen Sie Detektiv, versuchen Sie den für Sie schwierigsten Patienten so oft wie möglich dabei zu „erwischen", wenn er sich auf eine für Sie akzeptable Art und Weise verhält. Halten Sie gnadenlos Ausschau nach den versteckten gesunden, für Sie angenehmen Persönlichkeitsanteilen in seinem Persönlichkeitsomnibus und versuchen Sie, so oft wie möglich, mit eben diesen Anteilen zu kommunizieren.

Es ist das Verdienst Aaron Antonovskys, der uns mit seinen Studien zur Salutogenese darauf aufmerksam gemacht hat, dass es ein großes Kontinuum gibt zwischen Gesundheit und Krankheit. (Antonovsky 1997)

Jeder Kranke hat – solange er noch lebt – immer auch noch sehr viele gesunde Anteile in sich. Jede noch so schwierige Persönlichkeit hat immer auch ihre vielen liebenswerten Seiten.

> Vielleicht hilft es Ihnen in Zukunft dabei, etwas gelassener mit einem für Sie schwierigen Patienten umzugehen, wenn Sie innerlich schmunzelnd denken: „Er ist nicht schwierig, er lässt mir gegenüber nur mal wieder seinen schwierigsten Busfahrer ans Steuer ..."

Übung 1

Für Sie persönlich schwierige Patienten – Persönlichkeitsaspekte

Achten Sie bei Ihren nächsten Begegnungen mit den Patienten, mit denen Sie sich schwer tun, die für Sie schwierig sind, darauf, mit welchen Teilpersönlichkeiten Sie sich ganz besonders schwer tun. Welche im Omnibus der Gesamtpersönlichkeit mitreisenden Teilpersönlichkeiten sind Ihnen besonders unsympathisch, sind für Sie persönlich besonders schwierig?

Besonders schwierig sind für mich folgende Patientenpersönlichkeitsaspekte
(z. B. Der Jammerer; Die Kratzbürste; Das Unschuldslamm; Der Schleimer; Der ...)

Der / Die / Das _____

Der / Die / Das _____

Der / Die / Das _____

Der / Die / Das _____

Der / Die / Das _____

Der / Die / Das _____

Der / Die / Das _____

Der / Die / Das _____

Der / Die / Das _____

Der / Die / Das _____

Der / Die / Das _____

Übung 2

Für Sie persönlich angenehme Patienten – Persönlichkeitsaspekte

Achten Sie bei Ihren nächsten Begegnungen mit den Patienten, mit denen Sie sich leicht tun, die für Sie angenehm sind, darauf, mit welchen Teilpersönlichkeiten Sie sich ganz besonders leicht tun. Welche im Omnibus der Gesamtpersönlichkeit mitreisenden Teilpersönlichkeiten sind Ihnen besonders sympathisch, sind für Sie persönlich besonders angenehm?

Besonders angenehm sind für mich folgende Patientenpersönlichkeitsaspekte
(z. B. Der Herzliche; Die Frohnatur; Das stille Wasser; Der Selbstverantwortliche; Der ...)

Der / Die / Das _____

Der / Die / Das _____

Der / Die / Das _____

Der / Die / Das _____

Der / Die / Das _____

Der / Die / Das _____

Der / Die / Das _____

Der / Die / Das _____

Der / Die / Das _____

Der / Die / Das _____

Der / Die / Das _____

Übung 3

Für Sie persönlich angenehme Persönlichkeitsaspekte bei Ihren schwierigen Patienten

Achten Sie auch bei Ihren schwierigen Patienten darauf, mit welchen Persönlichkeitsaspekten Sie sich dennoch leicht tun. Welche im Persönlichkeitsomnibus Ihrer schwierigen Patienten mitreisenden Persönlichkeiten sind Ihnen am sympathischsten, mit welchen fällt es Ihnen besonders leicht in Kontakt zu treten?

Für mich persönlich angenehme Persönlichkeitsaspekte bei meinen schwierigen Patienten
(z.B. Der Fußball-Fan; Die Katzenmammi; Das kreative Unikum; Der ...)

Der / Die / Das _____

Der / Die / Das _____

Der / Die / Das _____

Der / Die / Das _____

Der / Die / Das _____

Der / Die / Das _____

Der / Die / Das _____

Der / Die / Das _____

Der / Die / Das _____

Der / Die / Das _____

Der / Die / Das _____

Der / Die / Das _____

1.2 Die Handlungen des Patienten

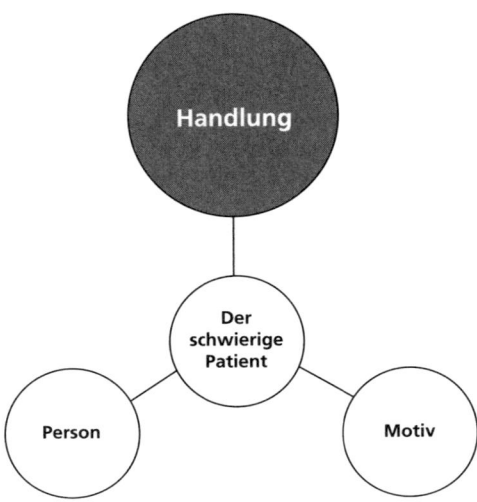

Schwierig erlebte Verhaltensweisen des schwierigen Patienten

Wir sind uns nun bewusst, dass es nicht die Ganzheit aller Persönlichkeitsanteile ist, wenn wir die Person des Patienten als schwierig bezeichnen, sondern eben nur der eine oder andere Persönlichkeitsanteil unter vielen.

Schauen wir jedoch noch genauer hin, ist es wiederum nicht die Gesamtheit eines einzelnen Persönlichkeitsanteils, den wir am Patienten als schwierig empfinden, sondern daraus wiederum nur die konkrete Abfolge einzelner Handlungssequenzen oder auch (oft nur) einzelner isolierter Handlungen des Patienten. (Abb. 7)

Sie kennen sie alle, die speziellen Verhaltensweisen, mit denen sich viele Helfer bei Patienten schwer tun:

- **Ausbrüche intensiven Ärgers**

    Es ist 11.15 Uhr, Arzthelferin Ines kommt ins Wartezimmer und sagt zu Herrn Werner: „Tut uns leid Herr Werner, es wird noch etwas dauern. Doktor Winters muss gerade noch einen Notfall behandeln."
    „Ich warte jetzt schon 20 Minuten! Ich war um 11 Uhr bestellt! Sie glauben wohl, ich habe meine Zeit gestohlen? Sie erwarten von mir Pünktlichkeit – ich erwarte von Ihnen Pünktlichkeit! Es ist mir egal, ob Sie einen Notfall haben oder nicht! Wenn ich bestellt bin, bin ich bestellt und will hier nicht rumsitzen und warten! Ich lasse mich von Ihnen doch nicht zum Affen machen – mir reicht es jetzt!" Herr Werner steht zornbebend auf und wirft die Zeitschrift, in der er gerade gelesen hatte, auf den Tisch. Er verlässt wütenden Schrittes das Wartezimmer. Die Eingangstür der Praxis lässt er lautstark hinter sich ins Schloss fallen.

Die Handlungen des Patienten

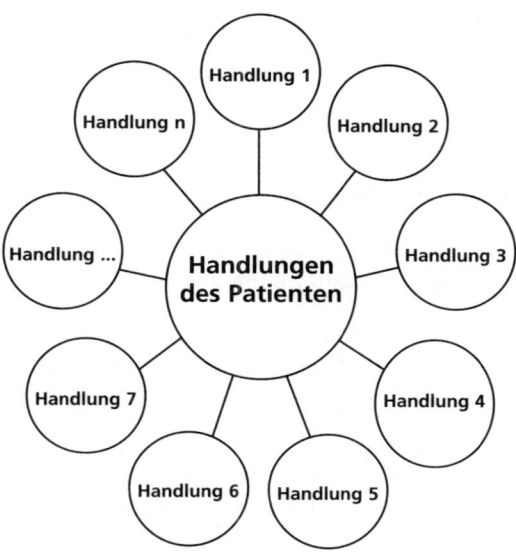

Abb. 7: Die Handlungen des Patienten sind vielfältig

- **Aggressives Sprachverhalten**

  Der Ton macht die Musik. Es gibt nicht wenige Patienten, die auf alle expliziten Aggressionsworte verzichten. Sie nähmen niemals solche beleidigenden Formulierungen in den Mund wie: „Ihr Arschlöcher! Ihr Idioten! Diesen Scheiß mache ich doch nicht mit! Ihr spinnt wohl! Von so einer Zicke wie Dir lasse ich mir gar nichts sagen! Der Wichser soll sein Gift selber fressen! Blöde Kuh!"
  Viele Patienten mit aggressivem Sprachverhalten verstehen es, juristisch völlig korrekt zu bleiben und dabei dennoch Aggression pur zu verbreiten. Auf meine Frage, ob er letzte Woche, wie vereinbart, alleine mit seinem Auto in die Kreisstadt gefahren sei, antwortete Herr Rehlein: „Wenn ich so viel verdienen würde wie Sie, könnte ich es mir leisten, sinnlos das teure Benzin zu verfahren! Ich bin natürlich nicht gefahren!"
  Frau Elsnitz dagegen verstand es, ihre gesamte aggressive Ablehnung gegenüber Entspannungsübungen in das Wort „solche" zu legen. Auf meine Frage, ob Sie in der letzten Woche regelmäßig die erlernten Entspannungsübungen zur Anwendung gebracht habe, antwortete sie: „Ich hatte diese Woche wirklich Wichtigeres zu tun, als *solche* Übungen zu machen!"

- **Theatralisches Verhalten**

  Viele Helfer tun sich schwer, wenn Patienten nicht eintreten, sondern auftreten. Es wird schwierig, Kontakt zu diesen Patienten herzustellen, wenn das, was diese Patienten an Äußerungen von sich geben, so gar nicht zu dem passen will, was sie wirklich denken und fühlen. Sie wirken in allem was sie tun und sagen gekünstelt und unnatürlich. Man hat bei diesen Patienten stets das Gefühl, vor

einer krampfhaft aufrecht erhaltenen Fassade zu stehen. Hier hat der von Tobias Brocher veröffentlichte Satz volle Gültigkeit:
„Ich erzähle Dir alles, was wirklich nichts ist, und nichts von alledem, was wirklich ist, was in mir schreit ..." (Brocher 1977, S. 10)

- **Übertriebener Ausdruck von Gefühlen**

  Meist in Kombination mit theatralischem Verhalten findet sich bei vielen dieser Patienten auch die starke Tendenz zum übertriebenen Ausdruck von Gefühlen. Diese als schwierig erlebten Patienten haben sich nicht nur über etwas gefreut, sondern sind gleich „wahnsinnig glücklich". Sie haben sich nicht nur über etwas geärgert, sondern waren „außer sich vor Wut", empfanden die Situation als das „Hinterletzte" und würden den anderen „am liebsten umbringen". Sie haben in ihrem Sprachverhalten keine Äußerungen wie: „Ich habe es bedauert, dass es nicht geklappt hat." Sie formulieren: „Ich war total fertig, am Boden zerstört, total von der Rolle, total enttäuscht, dass es nicht geklappt hat." Schon 1926 beschreibt der Individualpsychologe Alfred Adler den übertriebenen Ausdruck von Gefühlen in seinen Vorlesungen. Er stellt fest: „Oft wird z.B. Trauer so laut und aufdringlich geäußert, wie wenn sie einen Ruhmestitel bedeuten würde, so dass sie abstoßend wirkt." (Adler 1966, S. 238)

- **Ständiges Verlangen nach Anerkennung**

  Theatralisches Verhalten, übertriebener Ausdruck von Gefühlen und ständiges Verlangen nach Anerkennung bilden oft eine Verhaltenstriade. Wie bereits bei der histrionischen Persönlichkeitsstörung in Kapitel 1.1.1 beschrieben wurde, fühlen sich diese Patienten unwohl, wenn sie nicht im Mittelpunkt der Aufmerksamkeit stehen. Sie treten oft übertrieben attraktiv oder verführerisch auf und drücken sich in ihrem Sprachverhalten meist sehr vage aus. Bei allem was sie tun und sagen, geht es eindeutig nicht um den Inhalt der Aussage. Ihre unausgesprochene Hauptaussage lautet dagegen: „Schau her, wie gut ich das mache. Schau her, wie gut ich das kann. Schau her, wie sehr ich mir Mühe gebe." Diese expressive Selbstdarstellung im Verhalten dieser Patienten ist häufig mit einer geringen Sensibilität gegenüber den Bedürfnissen der Sozialpartner gepaart und trifft von daher bei vielen Helfern auf Ablehnung.

- **Erhöhte Kränkbarkeit**

  „Bei dem musst Du alles auf die Goldwaage legen!" „Puh, ist der schwierig – ich hab nur gesagt nein, jetzt geht es nicht sofort und schon war er beleidigt." Kommentare wie diese sind oft von Helfern zu hören, wenn Patienten eine erhöhte Kränkbarkeit entwickelt haben. Die Verhaltenspalette dieser Patienten reicht dabei von einfach nur schnell beleidigt sein, bis hin zum sofortigen Therapieabbruch. Manche dieser Patienten ziehen sich wortlos in ihr inneres Schneckenhaus zurück, andere schmollen demonstrativ. Die Anlässe dazu sind oft geringfügig und von dem beteiligten Helfer häufig nicht nachvollziehbar.

- **Mangelndes Befolgen vorgegebener Regeln**

  „Klack, Klack, Klack" – nein, das war ganz sicher nicht die Umsetzung der Anweisung, die Gewichte langsam abzulassen. Fabian findet medizinische Trai-

ningstherapie langweilig. Wenigstens die Gewichte müssen beim Ablassen des Zugseils laut und deutlich aufeinander klatschen. Sollen ihn die Physiotherapeuten doch ermahnen wie sie wollen, er hält sich auf keinen Fall an eine solche blöde Regel. „Die übertreiben doch alle, da geht doch nichts kaputt, das stört doch niemanden!"
Ob im Umgang mit medizinischen Trainingsgeräten oder beim unerlaubten Rauchen auf der Toilette im Krankenzimmer, immer dort wo es einen hohen Konsens bezüglich der Sinnhaftigkeit von Regeln gibt, wird es auch Patienten geben, die alles tun, nur nicht sich an diese sinnvollen Regeln halten.

- **Streitsüchtiges und beharrliches, situationsunangemessenes Bestehen auf die eigenen Rechte**

Dieses Verhalten wird immer dort als schwierig erlebt, wo der angemessene Fluss der Abläufe durch den Patienten unangemessen behindert wird. Starrköpfigkeit und Rechthaberei in all ihrer Vielfalt stellen für viele Helfer ein schwieriges Patientenverhalten dar.

- **Anfordern von nicht notwendigen Hilfestellungen**

Manche Patienten haben keinerlei Gespür für die Angemessenheit der Anforderung von Hilfestellungen. Sie läuten nach dem Pflegepersonal mit aller Selbstverständlichkeit, nur um zu fragen wie viel Uhr es jetzt ist, was es morgen zu essen gibt oder um wie viel Uhr am nächsten Sonntag der Krankenhausgottesdienst stattfinden wird. Diese Patienten haben kein Problem darum zu bitten, dass man ihnen die Orange schält, die als Nachtisch zum Mittagessen ausgeteilt wird, während im Papierkorb die Schalen der selbst geschälten Orangen, die sie am Vormittag gegessen haben, deutlich ihre Fähigkeit zum eigenständigen Schälen widerspiegeln.

- **Demonstratives Schmerzgebaren**

Diese Patienten betreten mit demonstrativer Leidensmiene das Behandlungszimmer, setzen sich demonstrativ übervorsichtig und stöhnend auf den Stuhl und verweisen demonstrativ mehrmals mit übertriebenen Gesten auf ihre Schmerzzonen. Nicht selten verfallen diese Patienten in eine den Schmerz demonstrierende Bewegungsart, sobald ein Helfer ihren Weg kreuzt. Der eben noch gleichmäßigen Schrittes dahingehende Patient schleppt sich nunmehr mit schmerzverzerrtem Gesicht weiter.

- **Klagen und jammern**

Nicht minder problematisch erleben viele Helfer das konstant klagende und jammernde Verhalten von Patienten, das sich jenseits erlebter Schmerzen auf das Universum beklagenswerter Befindlichkeiten bezieht.
„Ich konnte heute Nacht überhaupt nicht schlafen und fühle mich total gerädert, mir geht es überhaupt nicht gut heute." „Also die Suppe heute war viel zu heiß, die ist mir überhaupt nicht bekommen und überhaupt gibt's hier viel zu große Portionen, das bin ich von zu Hause gar nicht gewöhnt, so viel esse ich sonst nie." „Ach, Schwester, fragen Sie mich doch nicht wie es mir geht, wie soll es mir schon gehen, mir geht es doch nie gut – ja, als ich noch so jung, so

gesund und frisch war wie Sie, da ging es mir noch gut, aber das ist schon lange her."
Jeder von Ihnen kann sicherlich Dutzende solcher Redewendungen aus dem Praxisalltag ergänzen. In Bezug auf die Ausführungen in Kapitel 3.2 lohnt es sich, in den nächsten Tagen einmal besonders darauf zu achten, welche spezifischen Klagen und welche Arten von Jammern Sie persönlich bei Patienten als besonders schwierig erleben.

- **Schweigen**

Das andere Extrem zu redseliger Klagsamkeit wird oft nicht minder schwierig erlebt: Schweigen.
„Guten Morgen, Herr Müller, haben Sie gut geschlafen?" – Schweigen. „Macht es Ihnen etwas aus, wenn ich das Fenster zum Lüften weit öffne?" – Schweigen. „Geht es Ihnen heute nicht gut?" – Schweigen. „Möchten Sie einfach noch etwas in Ruhe gelassen werden?" – Schweigen.
Hier besteht das schwierige Verhalten des Patienten ganz offensichtlich darin, dass er sich nicht verhält. Beim Schweigen ist dieses Handeln durch Nichthandeln auf die Ebene der Sprache beschränkt. Schwierig wird es für viele Helfer, wenn sich dieses Nichthandeln auf therapeutisch sinnvolle Anweisungen bezieht.

- **Verweigern der Mitarbeit**

Offene oder verdeckte Verweigerung der Mitarbeit findet sich im Verhalten der Patienten in vielerlei Form im Praxisalltag. Am meisten verblüffte mich folgende Begebenheit:
Auf Nachfrage vieler Patienten hatte ich mich entschlossen, die Anleitungen zur Tiefenmuskelentspannung nach Jacobson auf Tonband aufzunehmen, um das selbstständige Üben zu erleichtern. Nach erfolgreicher Aufnahme in einem professionellen Tonstudio wurden die ersten Kassetten, frisch in Folie verpackt, in der Klinik angeliefert.
Die ersten 14 Teilnehmer des nächsten Kurses kamen, nach der Einführung in der Gruppe, in den Genuss, die fabrikneuen Kassetten zum selbstständigen Üben auf dem Zimmer benutzen zu können. Im weiteren Verlauf der Gruppenarbeit fand täglich eine Erfahrungsbesprechung der Übungen auf dem Zimmer statt. Alle 14 Teilnehmer berichteten detailliert und lebhaft von ihren guten Erfahrungen bei der Entspannung, die sie mit Hilfe der Übungskassette erfahren hatten.
Bei Rückgabe der von der Klinik gestellten Kassettenrekorder und Kassetten am Abreisetag kam ich jedoch ernsthaft ins Grübeln: drei der 14 fabrikneuen Kassetten waren noch jungfräulich in Folie eingehüllt und ganz sicher nicht ein einziges Mal abgespielt worden ...

Reimer fasst die schwierigen Verhaltensweisen von Patienten 1991 in einem Übersichtsartikel zusammen, in dem er die Meinung vertritt, dass die meisten Helfer Verhaltensweisen von Patienten als besonders belastend erleben, wenn sie geprägt sind von:

- Anspruchshaltung
- Egozentrik

- Uneinsichtigkeit
- Anklammerungstendenzen
- Verweigerungshaltung
- Entwertungen
- großspurigen, narzisstischen Attitüden

> In Bezug auf das gesamte Feld der schwierigen Verhaltensweisen der Patienten lohnt es sich, wenn Sie Ihre Beobachtungen in der nächsten Zeit für sich selbst persönlich dokumentieren, Ihre ganz eigene Datenbank erstellen.
> Welche Verhaltensweisen Ihrer Patienten erleben Sie ganz persönlich als besonders schwierig? Welche Handlungen Ihrer Patienten führen bei Ihnen zu dem intensivsten Erleben, es mit einem schwierigen Patienten zu tun zu haben? Die Erfahrung zeigt, dass jeder Helfer seine ganz eigenen Resonanzen hat auf ganz spezielle Verhaltensweisen, mit denen er bei seinen Patienten konfrontiert wird. Diese negativen Resonanzen haben ganz sicher nicht nur mit Ihrer eigenen Lern- und Lebensgeschichte zu tun, sondern auch damit, welche Motive Sie hinter diesen Handlungen vermuten.

Übung 4

Für Sie persönlich schwierige Verhaltensweisen bei Ihren schwierigen Patienten

Dokumentieren Sie in den nächsten Tagen, welche konkreten Verhaltensweisen Ihrer Patienten Sie für sich persönlich als ganz besonders schwierig erleben. Dokumentieren Sie diese Verhaltensweisen und Ihre Reaktion darauf so konkret wie möglich.
(z.B.: Wenn Herr K. jedes Mal, bevor er mir die Hand gibt, sich mit dem Handrücken die Nase abwischt, dann finde ich das eklig.
Wenn Frau S. zur Tür hereinkommt und, bevor sie guten Tag gesagt hat, schon anfängt zu jammern „Mir geht es ja heute wieder so schlecht!", dann merke ich, wie ich innerlich auf Distanz gehe.)

Für mich persönlich schwierige Verhaltensweisen bei meinen schwierigen Patienten
Folgende Verhaltensweisen erlebe ich als schwierig und meine Reaktion darauf ist

Wenn der Patient _____

dann _____

Wenn der Patient _____

dann _____

Wenn der Patient _____

dann _____

Wenn der Patient _____

dann _____

Wenn der Patient _____

dann _____

1.3 Die Motive des Patienten

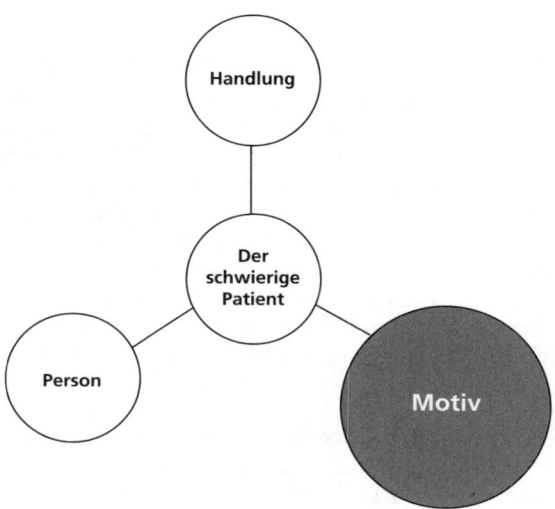

Problematisch erlebte Motive des schwierigen Patienten

In der Begegnung mit dem Patienten reagieren wir natürlicherweise nicht nur auf seine offensichtlich wahrnehmbaren Äußerungen und Verhaltensweisen, sondern sehr oft viel intensiver auf die ihm dabei zu Recht oder Unrecht unterstellten Motive. Bleiben Sie sich jedoch bewusst, dass Sie zuallererst nur die Handlung des Patienten beobachten können. Das Motiv, der Beweggrund des Handelns, ist bereits eine von uns eingeführte Annahme, die ihre Wirklichkeit erst beweisen muss.

Auch hier können wir davon ausgehen, dass es eine Vielzahl von Motiven, also Beweggründen für das Handeln gibt, die beim Patienten im Hintergrund wirksam sind. (Abb. 8)

Ronald Laing hat in seinem Büchlein mit dem Titel „Knoten" schon 1970 sehr anschaulich dargestellt, wie schnell es zu unentwirrbaren Knoten des Denkens, Meinens und Für-Wahr-Haltens kommen kann, wenn wir versuchen, die Motive für das Verhalten des anderen zu ergründen. Er lässt uns an einem Versuch teilhaben, die Motive des anderen zu erforschen:

„Es muss etwas mit ihm los sein,
denn so würde er sich nicht verhalten,
wenn nichts wäre.
Also verhält er sich so,
weil etwas mit ihm los ist.
Er glaubt nicht, dass etwas mit ihm los ist,
weil ein Teil von dem, was mit ihm los ist,
ist, dass er nicht glaubt, dass etwas mit ihm los ist.
Also müssen wir ihm helfen, zu erkennen, dass
die Tatsache, dass er nicht glaubt, dass etwas mit ihm los ist,

ein Teil von dem ist, was mit ihm los ist."
(Laing, dt. Übersetzung 1987, S. 17)

Und so kann es schnell passieren, dass der Patient denkt, der Helfer könne sich Gedanken darüber machen, wie er über ihn denke und er sich deshalb besonders unfreundlich zum Helfer verhalten müsse, um nicht von ihm abgelehnt zu werden, weil er denkt, wenn der Helfer glaubt, dass er ihn zu sympathisch fände, dieser sich dagegen verwahren müsse und deshalb unfreundlich zu ihm werde. Sie sehen, wie schnell sich selbst erfüllende Prophezeihungen produziert werden können.

Das Motiv, Ablehnung durch den Helfer vermeiden zu wollen, führt nicht selten schnurstracks in genau das Verhalten, das die Ablehnung hervorruft. Unterstellt nämlich der Helfer nun seinerseits dem Patienten, er sei deshalb so abweisend, weil er in Wahrheit das Motiv habe, den Helfer in Schwierigkeiten bringen zu wollen, wird der Helfer tatsächlich schnell abweisendes Verhalten dem Patienten gegenüber an den Tag legen. Genau so geschah es zwischen Peter und Schwester Marion:

Peter hatte einen Motorradunfall. Auf der Station C3 fühlte er sich bestens versorgt. Besonders mochte er Schwester Marion. Wenn er ehrlich mit sich war, musste er zugeben, er hatte sich regelrecht in sie verliebt. Als junger Berufsschullehrer wusste er jedoch, wie lästig die Verliebtheiten derer, mit denen man zu arbeiten hatte, sein konnten. Er jedenfalls konnte es gar nicht leiden, wenn ihm seine Einzelhandelsverkäuferinnen im dritten Lehrjahr schöne Augen machten. Auf jeden Fall wollte er vermeiden, dass Schwester Marion seine Verliebtheit bemerkte, solange er als Patient bei ihr auf Station lag. Jedes Mal wenn sie ihm seine Medikamente brachte oder beim Abräumen des Tabletts ein freundliches Wort an

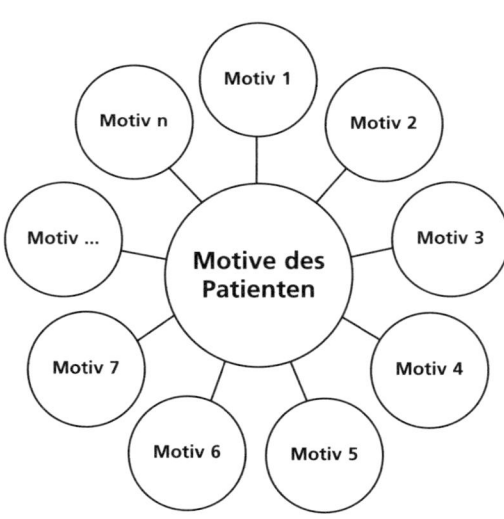

Abb. 8: Die vielfältigen Motive des Patienten

Die Motive des Patienten

ihn richtete, antwortete er nur knapp, ja fast kalt und abweisend. Schwester Marion ging schon gar nicht mehr gern ins Zimmer 318. Zu Schwester Gisela sagte sie im Schwesternzimmer während der Frühstückspause: „Dieser Peter Rastätter auf der 318, der ist ja komisch drauf – als ob ich ihm was getan hätte. Ich gehe da überhaupt nicht mehr gern rein. Ich möchte wetten, das ist so einer von der Sorte, die uns reinreiten wollen. Der schreibt bestimmt jedes Mal alles auf, was ihm nicht passt und was wir falsch machen, und hinterher kriegen wir von der Verwaltung eins auf den Deckel. Pass bloß auf, dass Du bei dem keinen Fehler machst."

Um das wirkliche Motiv von Peter für sein abweisendes Verhalten erkennen zu können, müsste Schwester Marion ihrerseits selbst einen eigenen schwierigen Gedankenknoten denken etwa in der Form von: „Ich denke, dass Du denkst, ich würde denken, dass Du Dir Gedanken darüber machst, was ich über Dich denke und Du deshalb besonders unfreundlich bist zu mir, dass ich ja nicht denke, Du würdest mich besonders sympathisch finden ..."

Unsere Reaktionen auf den Patienten stehen und fallen mit unserer Annahme über seine Motive. Wenn uns der Patient eine Frage stellt, gehen wir dann davon aus, dass er mit seiner Frage Sachinformationen möchte? Unterstellen wir ihm das Motiv, uns mit der Frage anklagen zu wollen? Will er für sich Aufmerksamkeit erheischen? Glauben wir, wenn er Schmerzen äußert, sein Motiv sei, dass er beweisen möchte, wie krank er ist und ihm deshalb die beantragte Rente zustehe? Unterstellen wir ihm bei seinen Äußerungen und Verhaltensweisen uns gegenüber, dass er nur zeigen möchte, was er alles weiß und kann, dass er geliebt werden möchte, dass er Ablehnung vermeiden möchte, alles richtig machen möchte? Was auch immer unsere Unterstellung sei, sie ist zuallererst unsere persönliche Bewertung, unsere persönliche Überzeugung, die dem Test einer Wirklichkeitsprüfung meist nicht unterzogen wurde.

Das Problematische daran ist, wie schon gesagt, dass wir Motive nie direkt beobachten können. Vielmehr glauben wir, uns die Motive des Patienten aus seinem Verhalten erschließen zu können. (Zu dem Kapitel Übertragung und Gegenübertragung kommen wir noch später.) Wir sehen also auch hier die zentrale Bedeutung unserer persönlichen Sichtweise des Verhaltens des Patienten und der dahinter liegenden Motive, die wir ihm zu Recht und häufig zu Unrecht unterstellen. Je nachdem, welches Motiv wir einem Patienten unterstellen, werden wir die Frage innerlich anders beantworten: Ist ein bestimmtes Patientenverhalten nörgeln – oder an etwas erinnern?

1.3.1 Ein ganz besonderes Motiv besser verstehen

Sehr schwierig wird es für Patient und Helfer, wenn das Motiv des Patienten darin besteht, vom Helfer für sein körperliches Kranksein Bestätigung zu erhalten.

„Bestätige mir, dass ich organisch krank bin. Dass ich wirklich eine körperliche Krankheit habe."

Dieses Motiv erscheint auf den ersten Blick verwirrend, ja unsinnig. Verstehen können Sie die Not, in der sich der Patient befindet, der dieses Motiv hat, wenn wir gemeinsam einen tiefen Blick werfen auf das Wissen, das uns über somatoforme Störungen vorliegt.

1.3.1.1 Somatoforme Störungen

Eine für viele Helfer besonders schwierig erlebte Patientengruppe sind Patienten mit somatoformen Störungen, also Patienten, die über multiple, wiederholt auftretende und häufig wechselnde körperliche Beschwerden klagen, die organisch nicht ausreichend erklärbar sind. Diese Patienten stehen unter einem erheblichen Leidensdruck und ihre Lebensqualität ist meist sehr beeinträchtigt. Viele dieser Patienten haben eine Odyssee ergebnisloser Untersuchungen hinter sich. Nicht selten sogar Operationen, deren Indikation und Nutzen oft mehr als fraglich erscheinen. Der Zugang zu diesen Patienten wird dadurch erschwert, dass ihr ganzes Denken auf körperliche Untersuchungen fixiert ist. Häufig haben sie die passive Erwartungshaltung, nur endlich den richtigen Arzt finden zu müssen, der ihnen zu helfen vermag.

Wäre es Ihnen möglich, eine Direktübertragung, eine Livesendung aus dem Innenleben eines Patienten mit Somatisierungsstörungen mitzuverfolgen, könnten Sie etwa Folgendes hören:

„Oh je, schon wieder dieses Ziehen zwischen den Schultern. Jetzt geht's wieder los. Also so schlimm war es noch nie. Das ist doch nicht normal. Ich habe doch gar nichts Schweres gehoben heute. Das ist bestimmt kein verklemmter Wirbel. Das muss vom Herz kommen. Damit ist nun aber wirklich nicht zu spaßen. Nein, auf gar keinen Fall – so kann ich nicht zur Arbeit. Ich muss sofort zum Arzt. Ob ich besser einen Notarzt rufe? Jetzt wird's schon ganz kribbelig im Arm und in den Fingern. Nein, zu meinem Hausarzt gehe ich nicht mehr. Der sagt sowieso nur wieder, dass das nicht schlimm sei. So ein Quatsch: ›Sie haben nichts. Das EKG ist normal.‹

Das weiß doch jeder, dass ein EKG gar nichts aussagt. Ich fahre jetzt in die Uni-Klinik. Und mein Knie tut auch wieder höllisch weh, da erzählt er mir auch schon seit Monaten, da sei nix. Also jetzt ist Schluss. Ich gehe jetzt nicht mehr zum Schmiedchen – ich gehe zum Schmied. Ich lasse jetzt nicht mehr locker, bis ich einen finde, der rauskriegt, was da wirklich los ist. Also auf die Psychoschiene lasse ich mich echt nicht schieben. Der Doktor quatscht sich leicht, der muss ja nicht aushalten, was ich alles aushalten muss!"

Patienten mit somatoformen Störungen sind besonders sensibel auch für minimale Befindlichkeitsschwankungen und -störungen. Diese werden dann als bedrohlich, als Ausdruck einer dahinter liegenden schlimmen Krankheit bewertet. In der Folge treten Angst, Unruhe, Anspannung, ja Verspannungen und nicht selten Depressionen auf. Eine Verstärkung der wahrgenommenen Missempfindungen folgt daraus. Der Patient stellt seine innere Aufmerksamkeit, seine Radaranlage für das Symptom noch sensibler ein. Ja, er wartet förmlich darauf! Er nimmt immer häufiger und an immer mehr Stellen in seinem Körper wahr, dass da etwas nicht stimmt. Gespräche mit anderen, Internet-Recherchen, Fachbücher und -zeitschriften werden als Jagdgründe für weitere beunruhigende Informationen und Interpretationen der beobachteten Körperempfindungen benutzt. Die Odyssee medizinischer Abklärungen beginnt.

Da ja nun niemand von uns einen 100 Prozent störungsfreien Körper besitzt, ist die Wahrscheinlichkeit groß, dass irgendein Untersucher tatsächlich auch ein Untersuchungsergebnis findet, das nicht im Normbereich liegt. Diese Abweichung erklärt zumeist zwar nicht die vorliegende erlebte Missempfindung, aber der

Befund ist Wasser auf die Mühlen des Patienten. Für ihn ist jetzt klar, dass nur intensiv genug weitergesucht werden muss, um zu beweisen, dass er wirklich etwas hat. Dass er wirklich organisch krank ist. Er wird es früher oder später all denen schon zeigen, die gesagt hatten, er habe nichts, dass er in Wahrheit doch schon immer etwas Richtiges, Körperliches, Schlimmes als Krankheit in sich getragen hatte. Sein Hauptmotiv in jedem weiteren Kontakt mit professionellen Helfern wird sein: Bestätige mir, dass ich organisch krank bin, dass ich wirklich keine psychisch bedingten Beschwerden habe.

Jeder Helfer, der nicht gewillt ist, sich diesen körperlichen Erklärungsversuchen anzuschließen, wird mehr oder weniger zum Feind erklärt. Jeder Versuch, diesem Patienten mit psychosozialen Argumenten eine Erklärung für sein körperliches Erleben zu vermitteln, wird meist rigoros abgelehnt werden.

Das dahinter liegende Problem besteht bei vielen Patienten mit somatoformen Störungen darin, dass es ihnen leichter fällt zu sagen, „mir ist schlecht", anstatt zu sagen „ich fürchte mich" oder „ich ärgere mich" oder „ich bin traurig." Die Unfähigkeit, zumindest aber die Schwierigkeit, Gefühle wahrzunehmen und auszudrücken, ist bei vielen Patienten mit Somatisierungsstörungen zu beobachten. Oftmals verspüren diese Patienten ihre Gefühle nicht, und wenn sie sie verspüren, können sie sie nicht als solche benennen.

Hier fällt uns auch noch der Hinweis auf Patienten ein, bei denen eine larvierte Depression vorliegt. Der früher übliche Begriff der larvierten Depression versuchte Untersucher darauf aufmerksam zu machen, dass bei vorgebrachten „Leibbeschwerden" auch an das gedacht werden sollte, was der Patient möglicherweise in seiner psychosozialen Situation als nicht mehr verdaubar erlebt.

Übung 5

Für Sie persönlich schwierige Motive bei Ihren schwierigen Patienten

In Bezug auf die problematisch erlebten Motive der Patienten, die für Sie schwierig sind, lohnt es sich, in den nächsten Tagen darauf zu achten, welche Motive Sie für sich persönlich als ganz besonders problematisch erleben. Formulieren Sie Ihre Annahmen über die von Ihnen vermuteten Motive so konkret wie möglich.

(z. B.: Herr K. macht das doch nur, weil er mich ärgern will. Frau S. glaubt wohl, die Welt dreht sich nur um sie, so verhält sie sich doch nur, weil sie auf jeden Fall immer im Mittelpunkt stehen möchte.)

Für mich persönlich schwierige Motive bei meinen schwierigen Patienten

Folgende Motive vermute ich hinter dem Verhalten von meinen schwierigen Patienten:

Patient _____verhält sich so, weil: _____

_____

Patient _____verhält sich so, weil: _____

_____

Patient _____verhält sich so, weil: _____

_____

Patient _____verhält sich so, weil: _____

_____

Patient _____verhält sich so, weil: _____

_____

1.4 Die Situation des Patienten

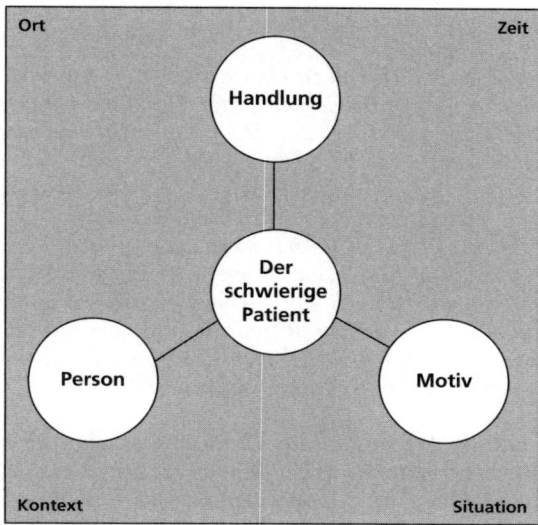

Für den Patienten schwierige Aspekte in der Situation, in der er auf uns trifft

Unsere Begegnung mit dem Patienten, den wir als schwierig erleben, findet nicht im luftleeren Raum statt. Wir begegnen ihm zu einer bestimmten Zeit, an einem bestimmten Ort, in einer bestimmten Situation, in einem bestimmten Kontext. Wir begegnen jedem Patienten jedes Mal unter ganz unterschiedlichen Voraussetzungen. Der Patient hat vor dieser Begegnung eine Reihe von für ihn wichtigen Ereignissen durchlaufen. Nach der Begegnung mit uns warten weitere, von uns abhängige oder unabhängige Ereignisse auf ihn.

Wir treffen den Patienten immer im Hier und Jetzt. Er kommt aus seiner Vergangenheit und ist auf dem Weg in seine Zukunft. Unser Zusammentreffen kann von daher für ihn vorauseilend positiv gefärbt oder in Erwartung unangenehmer Konsequenzen negativ belastet sein. Viele der nachfolgenden Situationsaspekte haben einen entscheidenden Einfluss darauf, wie harmonisch oder konfliktreich der Patient die Begegnung mit uns erlebt.

- Ist der Patient unter Zeitdruck?
  Musste er lange warten, bevor wir uns ihm zuwenden konnten? Warten seine Kinder zu Hause auf ihn? Muss er noch jemanden nach dem Termin bei uns abholen? Hat er noch dringende geschäftliche Termine? Oder genießt es der Patient, während seiner eigenen Dienstzeit einen für ihn arbeitsbefreienden Termin bei uns zu haben?

Herr Paul und Frau Schaller sitzen im Wartezimmer ihres Hausarztes Dr. Winter. Es ist Montagmorgen 8 Uhr. Das Wartezimmer ist voll. Alle Stühle sind belegt, einige Patienten warten stehend im Eingangsbereich. Herr Paul kann es kaum erwarten, ins Sprechzimmer gerufen zu werden. Er hat Fieber und wollte eigentlich nur schnell ein Rezept oder, besser noch, gleich ein Medikament aus dem Arzneimittelmusterschrank.

Er kann heute auf gar keinen Fall zu Hause bleiben. Der Prüfer vom Finanzamt hat sich für heute in seinem Betrieb angesagt. Er ist der verantwortliche Lohn- und Finanzbuchhalter. Sein Chef würde es ihm nicht verzeihen, wenn er ihn hängen ließe, nur wegen des bisschen Fiebers. Er fühlt sich angespannt und unruhig. Er sitzt wie auf glühenden Kohlen. Zu Frau Schaller, der neben ihm sitzenden netten Verkäuferin vom Bäckerladen an der Ecke, sagt er: „Mir brennt gleich der Stress an. Wenn ich sonst was brauche, geht das meist reibungslos. Da habe ich in fünf Minuten mein Rezept und bin wieder draußen. Aber ausgerechnet heute, wo ich ganz dringend schon längst im Geschäft sein müsste, sind die da vorne an der Rezeption stur wie die Panzer. Die sagen, gegen Fieber könne ich mir nicht einfach was rausschreiben lassen. Da führt kein Weg dran vorbei, ich muss zum Doktor rein."

Frau Schaller war vor Herrn Paul im Wartezimmer, aber sie sagt ihm, dass er gerne vor ihr ins Sprechzimmer gehen könne. Sie sei zwar auch während ihrer Dienstzeit hier, aber am Montagmorgen sei meist nicht so viel los in der Bäckerei. Ihre Chefin werde es schon alleine schaffen. Ehrlich gesagt, genieße sie es, noch ein bisschen länger hier zu sitzen und den Artikel in der Frauenzeitschrift „Brigitte" über Ayurveda, Yoga und Meditation zu Ende lesen zu können.

- **Ist der Patient aus eigenem Interesse hier?**
  Hat sich der Patient selbstständig entschlossen, den Kontakt mit uns aufzunehmen oder wurde er von Angehörigen dazu gedrängt?

Frau Mungert bemerkte, dass ihr Mann, ein starker Raucher, in den letzten Monaten zunehmend fauler wurde. Der Sonntagnachmittag-Spaziergang, der ihm sonst nie lang genug sein konnte, wurde immer kürzer. Wenn sie zusammen durch die Stadt gingen, blieb er immer öfter vor Schaufensterauslagen stehen, die ihn früher nie interessiert hatten. Außerdem wirkte er in letzter Zeit irgendwie verstockt auf sie. Frau Mungert hatte da so einen Verdacht. Bei ihrem Opa, den auch niemand je ohne Pfeife im Mund gesehen hatte, war die Durchblutung der Beine so schlecht geworden, dass er nicht mehr als 50 Meter am Stück gehen konnte, ohne Schmerzen zu bekommen. Sie hatte ihrem Mann schon oft gesagt, er solle mit dem Rauchen aufhören. Sie kannte ihn jedoch gut genug, um ihn nicht direkt auf seine Gehschwierigkeiten anzusprechen.
„Du solltest mal wieder zu Doktor Winters gehen und Dich durchchecken lassen", meinte sie ganz beiläufig beim Abendbrot. Ihr Mann reagierte ungewohnt heftig. „Quatsch!", sagte er, „ich brauche keinen Doktor! Wenn Du da hingehst, macht er Dich eh nur krank. Nein, da gehe ich nicht hin!" Natürlich schaffte sie es dennoch, ihn zu Doktor Winters zu schleppen. Da saß er nun im Wartezimmer, griesgrämig und ständig mit verstohlenem Blick zur Tür schauend.
Frau Mungert betete innerlich, dass jetzt ja nichts schief gehen würde. Wenn Doktor Winters jetzt zu einem Notfall gerufen würde, wäre ihr Mann sofort

wieder weg. Und wie sie ihn dann ein zweites Mal überreden sollte, in die Sprechstunde zu kommen, wusste selbst sie nicht.

> Die Erfahrung zeigt, dass Patienten, die von Angehörigen überredet wurden, ein Hilfsangebot anzunehmen, eher geneigt sind kritische Aspekte in der Begegnung mit dem Helfer negativ überzubewerten. Noch kritischer wird die Begegnungssituation zwischen Patient und Helfer, wenn der Patient gezwungenermaßen den Helfer aufsuchen muss. Klären Sie zu Beginn diese Frage und sprechen Sie den Patienten darauf offen an.

- **Ist der Patient gezwungenermaßen hier?**

Wurde er durch Vorgaben der Versicherungsträger genötigt, sich bei uns vorzustellen, oder wurde er gar von Amts wegen zur Untersuchung oder Behandlung gezwungen?

Schwester Inge kam gut gelaunt zur Rezeption, um Herrn Kraus in Empfang zu nehmen und ihn auf sein Zimmer zu begleiten. In ihren Aufnahmeunterlagen hatte sie gelesen, dass seine Rentenversicherungsanstalt ihm gemäß ihrer Satzung Reha vor Rente verordnet hatte. Herr Kraus war alles andere als begeistert gewesen, in dem Schreiben seiner Rentenversicherung nicht die erhoffte Bewilligung seiner beantragten Erwerbsunfähigkeitsrente vorzufinden. Stattdessen stand in dem Brief klipp und klar, dass er an einer stationären Behandlung in einer Rehabilitationsklinik teilzunehmen habe. Er wurde ausdrücklich auf seine aktive Mitwirkungspflicht bei der vor ihm liegenden Heilbehandlungsmaßnahme hingewiesen. Zu seiner Tochter, die an einer Realschule Englisch unterrichtet, hatte er vor seiner Abreise gesagt: „Weißt Du, die Queen würde jetzt sagen: ›we are not amused.‹ Ich bin einfach stinkesauer. Da plagt man sich tagein, tagaus, geht nie zum Doktor, geschweige denn zur Kur, bis es mit dem Rücken nun wirklich gar nicht mehr geht, und dann zicken die so rum. Anstatt mir gleich die Rente zu geben, schmeißen die erst noch das Geld für eine Reha-Maßnahme zum Fenster raus. Meinen kaputten Rücken können die mir dort in drei Wochen auch nicht wieder gesund machen. Ich weiß überhaupt nicht, was ich dort soll."

Schwester Inge bekam für ihr freundliches „Guten Morgen, Herr Kraus" nur einen kalten, abweisenden Blick. Sie dachte für sich: „So wird wohl ein Gefängniswärter angeschaut, der einen frisch Verurteilten in seine Zelle bringen soll." Als Herr Kraus im Speisesaal an den ihm zugewiesenen Tisch kam, stellte er sich seinem Tischnachbarn förmlich vor: „Kraus, Hamburg. Ich bin heute hier neu angekommen." – „Ach, wenn Sie wollen, sagen Sie einfach Peter – ich fahre nächsten Dienstag schon wieder." „Freut mich", Herr Kraus gab ihm die Hand, „ich heiße Holger".

Wie es der Zufall wollte, war er mit Peter in den nächsten Tagen in der gleichen Gruppe: Wassergymnastik, Walking und Rückenschule. „Du spinnst", sagte Peter, „wenn Du schon einen Rentenantrag gestellt hast, kannst Du unmöglich so gut mitmachen, wie Du es machst. Du musst jammern und klagen und ab und zu mit schmerzverzerrtem Gesicht einfach die Übungen abbrechen und sagen, dass Du jetzt nicht mehr kannst. Die dokumentieren hier doch alles. Wenn Du alles mitmachst, entlassen die Dich glatt arbeitsfähig und nix ist mit Rente!"

Herr Kraus schaute ernst und stumm vor sich hin. „Mein Gott", dachte er, „wenn die wüssten, wie schwer mir das fällt, alles mitzumachen. Aber so bin

ich eben, ich habe noch nie geklagt in meinem Leben. Wahrscheinlich hat Peter aber Recht. Nur wer lauthals klagt, kriegt seine Rente." Er spürte, wie Wut und Verzweiflung in ihm aufstiegen. Sein Chef hatte zu ihm gesagt, dass er Rente einreichen solle. Er brauche jemanden, den er voll belasten könne. Er sei zwar ein guter Verkäufer, aber er brauche jetzt einen jüngeren Mitarbeiter. Einen, der auch die Warenannahme, Warenauszeichnung und Wareneinsortierung noch nebenbei mit zu machen in der Lage sei. Herr Kraus wusste, dass sein Chef fest damit rechnete, dass er nicht mehr an seinen Arbeitsplatz zurückkehren würde. Wenn der Rentenantrag aufgrund des Berichtes der Reha-Klinik nun endgültig abgelehnt würde, bedeutete das für ihn die Arbeitslosigkeit.
„Und wer will heute schon einen mit 55, dessen Rücken ständig weh tut", dachte er bitter, „und überhaupt – es geht einfach nicht mehr!" An diesem Abend nahm er sich fest vor, alles zu tun was notwendig war, um jedem zu zeigen, dass er wirklich nicht mehr konnte.

Unter solchen Voraussetzungen ist es nahe liegend, dass jede angebotene Hilfestellung von Seiten des Patienten innerlich abgelehnt werden wird und damit von vornherein nicht hilfreich sein kann. Erst wenn es dem Helfer gelingt, ein Behandlungsbündnis mit dem Patienten zu finden, das beiden Interessen entspricht, wird eine hilfreiche, störungsfreie Begegnung möglich sein. Ob dies möglich sein wird, hängt nicht zuletzt davon ab, wie die nächsten Fragen vom Patienten beantwortet werden.

- **Sind aufgrund der Ausgangssituation für den Patienten wichtige Konsequenzen zu erwarten?**
  Geht es um Entscheidungen über Arbeitsfähigkeit und Arbeitsunfähigkeit, gar über die Entscheidung zur Erwerbsfähigkeit oder Erwerbsunfähigkeit, hängen Versicherungsleistungen davon ab? Muss der Patient wegen vorausgegangener Untersuchungen ein für ihn lebensveränderndes Untersuchungsergebnis erwarten?

- **Ist die Finanzierung für den Patienten gesichert?**
  Bestehen für den Patienten Unsicherheiten darüber, ob die Kosten für die Untersuchung oder Behandlung ganz übernommen werden oder muss er befürchten, oder weiß gar, dass sie nur teilweise oder nicht übernommen werden? Befürchtet er, den finanziellen Belastungen durch die Behandlung nicht gewachsen zu sein?
  „Zahnersatz, das ist doch nur was für alte Leute", hatte Elvira immer gedacht. Doch jetzt, ihre Zahnärztin versuchte gerade geduldig ihr die Vor- und Nachteile der einzelnen Möglichkeiten zu erklären, schwirrte ihr nur der Kopf. Sie hatte sich gestern eine eiskalte Flasche Cola aus dem Kühlschrank geholt, um sie gemütlich auf ihrer Liege auf dem Balkon zu trinken. Gierig wie sie war, hatte sie die Flasche schon auf dem Weg von der Küche auf den Balkon angesetzt. Einen Schritt bevor sie die Balkontüre erreicht hatte, war die Tür durch einen heftigen Windstoß aufgeflogen, und die Türkante hatte mit voller Wucht den Flaschenboden getroffen. Die beiden oberen Frontzähne konnten dem Schlag nicht standhalten.
  Sie hatte Glück im Unglück. Die Zähne waren zwar nicht mehr zu retten, aber das Glas der Flasche zersplitterte Gott sei Dank nicht in ihrem Mund. Dennoch

war es ihr im Moment unmöglich, 1800 Euro Eigenanteil aufzubringen. Sie hatte sich gerade ihre erste eigene Wohnung eingerichtet und musste ihren VW-Polo noch zwei Jahre lang Rate für Rate abbezahlen.
Sie reagierte, wie sie es oft tat, wenn sie nicht mehr weiter wusste, nämlich aggressiv. Ihre Freundin Petra hatte ihr schon oft gepredigt: „Sag doch einfach, puh, das ist jetzt schwierig für mich – oder jetzt weiß ich gerade wirklich nicht mehr weiter. Du musst nicht immer gleich aggressiv werden, wenn Du Dich innerlich mit dem Rücken an der Wand fühlst."
Elvira unterbrach ihre Zahnärztin scharf und fragte sie mit aggressiver Stimme: „Und, geben Sie mir etwa die Garantie, dass diese Dinger auch halten und keiner merkt, dass ich jetzt 'ne Oma mit falschen Zähnen bin?"
So schnell sie diesen Satz auf ihre Dentistin abgeschossen hatte, so schnell tat es ihr auch schon leid. Aber hätte sie vielleicht sagen sollen: „Ich bin jetzt völlig verzweifelt. Ich bin pleite. Ich kann mir den Zahnersatz nicht leisten. Ich hab zwar meine Lehre beendet, aber selbst als ausgebildete Floristin geht mein Gehalt gerade null auf null mit meinen laufenden Unkosten auf. Ich kann mir keine neuen Zähne leisten. Und ich kann es mir nicht leisten, keine neuen Zähne machen zu lassen."

Dieser Tatsache der zunehmenden Eigenbeteiligung der Patienten an den Kosten für die Behandlung wird meiner Meinung nach in den nächsten Jahren noch vermehrt Bedeutung zukommen. Eine kritische Haltung der Patienten wird zunehmen, da sie sich mehr und mehr als Kunden im Gesundheitssystem verstehen werden, die für ihr Geld eine angemessene Leistung erwarten. Bei aller Zufriedenheit mit der Leistung des Helfers wird in Zukunft vermehrt damit zu rechnen sein, dass Patienten auch aus finanziellen Gründen Behandlungen abbrechen werden. Darüber hinaus bleibt zu klären:

- **Gab es vor der Behandlungssituation andere belastende Tagesereignisse?**
  Hatte der Patient Streit mit seiner Partnerin, seinem Kollegen, seinen Kindern? Erhielt er eine unangenehme Nachricht? Gab es für den Patienten an diesem Tag anderweitige Belastungen, die mit seinem aktuellen Anliegen an uns nichts zu tun haben?

„Aua!" Ein Schrei hallt durch die Praxis für Physiotherapie. Frau Dörner herrscht ihre Physiotherapeutin Ines an. „Seien Sie doch nicht so grob zu mir, das tut weh!" Ines wundert sich. Es ist heute die fünfte Behandlung. Frau Dörner ist eine geduldige und freundliche Patientin. Ines hatte sich schon gefreut, als sie heute Morgen in den Plan geschaut hatte. Sie empfand es bisher als sehr angenehm, Frau Dörner zu behandeln. Ines wundert sich deshalb sehr über diese heftige Reaktion. Was ist nur los heute?
Was sie nicht wissen kann: Frau Dörner hatte heute morgen im Badezimmer den Kulturbeutel ihrer 15-jährigen Tochter Petra mit einer ungeschickten Handbewegung vom Regal gestoßen. Beim Aufsammeln der auf dem Badezimmerboden verstreuten Utensilien fand sie neben zwei Tampons, drei Präservativen, einem Kajalstift und zwei Kaugummis einen B-Test. Ihr Atem stockte. Der Boden drehte sich unter ihr. Kein Zweifel, positiv. Der B-Test war positiv. Ihre Tochter war schwanger. Ihre Gedanken wirbelten wie stiebende Funken in ihrem Gehirn. Wie sollte sie das nur ihrem Mann beibringen? Natürlich würde

der sofort wieder loslegen, dass das alles nur ihre Schuld sei. Das habe sie nun von ihrer laschen Erziehung. Seine Mutter hätte seiner Schwester mit 15 Jahren nie erlaubt, bei ihrem Freund zu übernachten. Petra solle mit ihren Büchern ins Bett gehen, wenn sie Abitur machen wolle, um hinterher Architektur zu studieren.
Frau Dörner war völlig verzweifelt. Sie spürte, wie sich ihr Magen verkrampfte und ihr Nacken schmerzte. Sie fühlte sich zum Bersten angespannt. Sie schaute auf die Uhr: „Oh, schon so spät." Sie wusste, dass sie zu ihrer Behandlung pünktlich sein musste, da 20 Minuten nach ihr bereits die nächste Patientin bestellt war.
Der unerwartete Ruck von Ines an ihrem Knie brachte die ganze Anspannung zur Entladung. „Aua!" schrie es tief aus ihr heraus.

- **Ist die Situation für den Patienten neu?**
  Ist der Patient mit unserer Art der Arbeit vertraut oder ist es für ihn völliges Neuland? Sind wir der erste Ansprechpartner für den Patienten oder der letzte Versuch in einer endlosen Kette von vorhergegangenen frustrierenden Erfahrungen mit vielen anderen Helfern?

„Wie, Sie wollen mich wirklich da reinschieben?" Herr Seibold schaute die medizinisch-technische Assistentin ungläubig an. Zugegeben, mit seinen 150 Kilogramm war er eine beachtliche Erscheinung. Die Vorstellung, dass die schmale Untersuchungsliege mit ihm in die Untersuchungsröhre des Computertomographen eingefahren werden sollte, bereitete ihm, gelinde gesagt, deutliches Unbehagen. Das Wort Angst würde Herr Seibold nie in den Mund nehmen. „Ich und Angst. Lächerlich!" Nur, so eng hatte er es sich wirklich nicht vorgestellt. Auch fand er die Ankündigung der medizinisch-technischen Assistentin nicht sehr entspannend, dass sie während der Untersuchung die Röhre von einem Nebenraum, mit Sichtkontakt durch ein Fenster, bedienen würde. Nein, so hatte er sich das alles nicht vorgestellt.
Sie hatte ihm zwar ihren Namen gesagt, doch angesichts dieses bedrohlich erscheinenden Untersuchungstunnels hatte Herr Seibold ihn sofort wieder vergessen. Er wollte noch etwas sagen, sie, wie er es geschäftlich gewohnt war, persönlich mit ihrem Namen ansprechen und ärgerte sich jetzt über sich selbst, dass er so aufgeregt war, dass er nicht einmal mehr ihren Namen wusste. Er entschloss sich kurzerhand, der ganzen unerfreulichen Situation im wahrsten Sinne des Wortes den Rücken zu kehren. Schweigend und mit grimmigem Blick verließ er den Untersuchungsraum. Nein, darauf war er wirklich nicht eingestellt gewesen. So eng und dann noch alleine der Maschine ausgeliefert. Nicht mit ihm. Seine Frau staunte nicht schlecht, als er so schnell wieder zu Hause war. Doch warum war er nur so mürrisch?

Es lohnt sich immer wieder daran zu denken, dass viele Patienten, die zum ersten Mal zu Ihnen kommen, einfach deshalb angespannt sind oder Angst haben, weil sie die Abläufe, die Ihnen als Helfer vertraut sind, noch nie zuvor kennen gelernt haben. Vorbereitende, erklärende Worte für das, was wir als Helfer routinemäßig zu tun gewohnt sind, helfen den Stress des Neuen für den Patienten deutlich zu reduzieren. Achten Sie besonders darauf, langsam, deutlich und freundlich zugewandt mit dem Patienten zu sprechen. Sie als Helfer sagen heute zwar schon zum 57. Mal:"Den Gang entlang, zweite Türe rechts, die Treppe nach unten, erste Türe links – da finden Sie das Labor!" Ihr neuer Patient hört diese Wegbeschreibung aber zum allerersten Mal ...

Nicht unwichtig, bezüglich der Situation, in der sich der Patient befindet, ist auch die Klärung der nächsten Frage:

- **Lebt der Patient isoliert?**
  Sind wir die einzigen sozialen Interaktionspartner für den Patienten oder hat er ein eigenes, dicht geknüpftes soziales Netzwerk?
  Es ist offensichtlich, dass all das, was wir sagen und tun, für den Patienten umso mehr Gewicht haben wird, je größer die soziale Isolation ist, in der der Patient in seinem sonstigen Alltag lebt. Kennt er viele andere Menschen? Hat er ihm nahe stehende Personen? Ist die Begegnung mit uns nur ein weiteres Mosaiksteinchen in seiner aktuellen Lebensführung? Sind wir als Helfer seine wichtigsten Bezugspersonen, kann es leicht sein, dass der Patient die in der Begegnung mit uns gemachten Erfahrungen in seinem inneren Gehirnkino dutzendfach vor- und zurücklaufen lässt. Damit vervielfacht sich die Wirkung einzelner, von uns geäußerter Worte oder Handlungen für ihn dramatisch. All dies sind Faktoren, die beim nächsten Zusammentreffen bereits völlig anders sein können. Der Verlauf unserer Interaktionen wird durch diesen steten Wechsel der jeweiligen Ausgangssituation, in der der Patient sich befindet, wenn er auf uns trifft, jedes Mal aufs Neue positiv oder negativ beeinflusst.

> Manche „schwierige" Verhaltensweise des Patienten wird für uns viel verständlicher und nachvollziehbarer, wenn wir die zuvor angesprochenen Hintergrundinformationen über die Situation, in der der Patient auf uns trifft, kennen. So manche auf den ersten Blick absonderliche Verhaltensweise verliert gar ihre Etikettierung als schwierig – ist einfach nur normal. Wir können uns gut vorstellen, dass wir uns in der gleichen Situation oftmals kaum anders verhalten würden.

Übung 6

Für Sie persönlich nachvollziehbare und Ihnen bekannte schwierige situative Faktoren bei Ihren schwierigen Patienten

Was wissen Sie über die konkrete Situation, in der sich Ihre für Sie persönlich schwierigen Patienten gerade befinden? Machen Sie sich nach problematischen Interaktionssituationen Notizen darüber, welche situativen Faktoren des Patienten Ihnen bewusst sind.

(z. B.: Patientin Eckert, folgende situativen Aspekte sind mir bekannt:
- Ihr Mann ist vor 3 Monaten gestorben.
- Ihre Kinder hören ihr schon nicht mehr zu, wenn sie von ihren Beschwerden berichtet.
- Sie hat keine Hobbys.)

Für mich persönlich nachvollziehbare und mir bekannte schwierige situative Faktoren bei meinen schwierigen Patienten:

Patient _____ Folgende situativen Aspekte sind mir bekannt:
_____
_____

Patient _____ Folgende situativen Aspekte sind mir bekannt:
_____
_____

Patient _____ Folgende situativen Aspekte sind mir bekannt:
_____
_____

2. Der schwierige Helfer

So weit der Blick des Helfers auf den schwierigen Patienten.

Erlauben wir uns, das Geschehen aus der Sicht des Patienten zu sehen, ergibt sich nicht minder die Notwendigkeit zu einer differenzierten Sichtweise, wie wir sie soeben beim Patienten zur Anwendung gebracht haben. Auch hier lohnt es sich, genau hinzuschauen. Was sind die einzelnen Anteile der Persönlichkeit beim Helfer, die der Patient als schwierig erleben kann? Was sind die Verhaltensanteile beim Helfer, die der Patient als schwierig erleben kann? Welche problematischen Motive unterstellt der Patient zu Recht oder Unrecht dem Helfer? Und nicht zuletzt: In welcher für ihn schwierigen Ausgangssituation befindet sich der Helfer in der aktuellen Begegnung mit dem Patienten?

Untersuchen wir im Folgenden all diese Anteile des Helfers, die er von seiner Seite aus in die Begegnung mit dem Patienten einbringt. Richten wir den Blick zunächst auf die Person des Helfers.

2.1 Die Person des Helfers – Auch

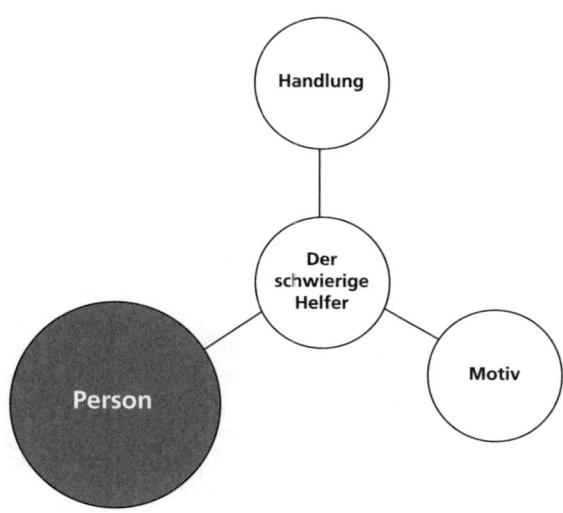

Auch hier gilt: Wir sind viele! Auch der Helfer besteht seinerseits aus einem Bündel von Persönlichkeitsanteilen, wie es bereits beim Patienten beschrieben wurde. In seinem Buch „Miteinander reden", Teil 3, zeigt Friedemann Schulz von Thun die Karikatur eines Arztes, der sich freundlich und einfühlsam seinem Patienten zuwendet und gleichzeitig einen erschöpften, wütenden, genervten, griesgrämigen, ungeduldigen inneren Anteil in sich in Schach zu halten bestrebt ist. Da ich diese Darstellung für so treffend halte, freut es mich besonders, Ihnen mit persönlicher Genehmigung von Herrn Professor Friedemann Schulz von Thun diese Karikatur hier zeigen zu können. (Abb. 9)

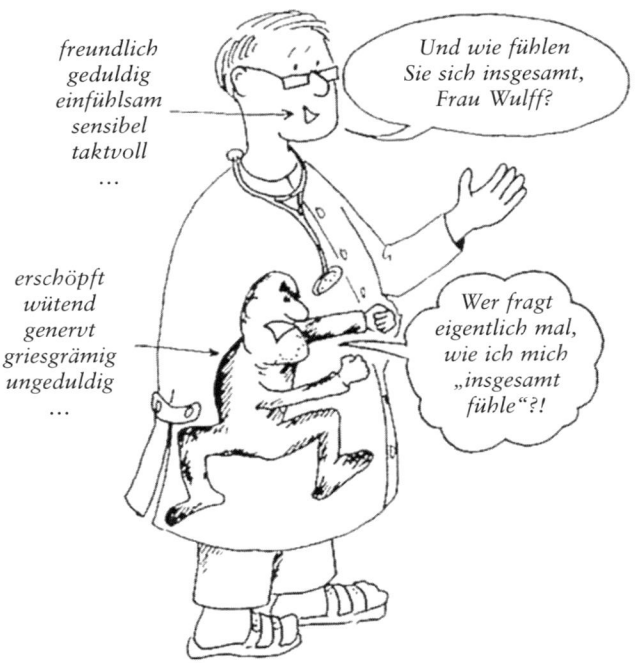

Abb. 9: Die verschiedenen Persönlichkeitsanteile des Helfers, aus Schulz von Thun 1999, S. 204

Es steht außer Frage, dass jeder Helfer umso mehr störungsfreier und hilfreicher Helfer sein kann, desto mehr er sich der Vielschichtigkeit seiner eigenen Persönlichkeitsanteile bewusst ist. Die psychoanalytische Tradition, dass jeder Psychoanalytiker eine eigene Lehranalyse durchlaufen haben muss und somit ein hohes Maß an Bewusstheit über eigene – auch ungeliebte – Persönlichkeitsanteile erwerben kann, erscheint hier als ein anzumahnendes, derzeitiges Ausbildungsdefizit bei nahezu allen aktuellen Ausbildungsplänen für helfende Berufe.

Auch die in den 1960er- und 1970er- Jahren weit verbreitete Experimentierfreude unter den Studierenden der Heilberufe, aus eigenem Interesse und eigener Wachstumsmotiviertheit heraus an Selbsterfahrungs- und Encountergruppen teilzunehmen, findet sich momentan fast überhaupt nicht mehr. Gleichwohl sei jedem Helfer angeraten, sich der Vielschichtigkeit seiner eigenen Person soweit wie irgend möglich bewusst zu werden. Da ich in meinen Seminaren immer wieder nach Möglichkeiten zur qualifizierten Selbstforschung auf hohem Niveau gefragt werde, habe ich Ihnen im Anhang Adressen angegeben, bei denen Sie diese Anleitungen zur Selbsterfahrung erhalten können. Irvin D. Yalom zeigt anhand seiner eigenen Selbsttherapie, für wie immens wichtig er umfassende Selbsterfahrung hält. Er schreibt:

„In etlichen Ausbildungsprogrammen wird darauf bestanden, dass Studenten selbst eine Psychotherapie durchlaufen; einige weiterführende kalifornische Universitäten verlangen mittlerweile 16 bis 30 Stunden Einzeltherapie. Das ist ein guter Anfang – aber nur ein Anfang. Die Selbsterforschung ist ein lebenslanger Prozess, und ich empfehle, sie so gründlich und lange wie möglich und in vielen verschiedenen Lebensstadien durchzuführen.

Meine eigene therapeutische Odyssee während meiner 45-jährigen Laufbahn sah und sieht folgendermaßen aus: Eine 750-stündige fünfmal pro Woche stattfindende, klassisch Freudsche Psychoanalyse als Psychiatrieassistent (bei einem Analytiker der konservativen Baltimore-Washington-Schule), ein Jahr Analyse bei Charles Rycroft (einem Vertreter der mittleren Richtung des British Psychoanalytic Institute), zwei Jahre bei Pat Baumgartner (einer Gestalttherapeutin), drei Jahre Psychotherapie bei Rollo May (einem interpersonal und existenziell orientierten Analytiker am William Alanson Whyte Psychoanalytic Institute) und zahlreiche kürzere Abstecher zu Therapeuten verschiedener Disziplinen, darunter Verhaltenstherapie, Bioenergetik, Rolfing, Arbeit mit Ehepaaren, eine (zum jetzigen Zeitpunkt) seit zehn Jahren bestehende Supervisionsgruppe männlicher Therapeuten ohne Leiter und in den 60er Jahren Encountergruppen in allen möglichen Varianten, darunter eine nackte Marathongruppe." (Yalom 2002, S. 56)

> Wenn wir darauf verzichten können, uns aus Angst vor Widersprüchlichkeiten in uns selbst auf ein starres Selbstkonzept festzulegen, müssen wir uns nicht mehr anstrengen, uns und der Welt zu beweisen: „So einer bin ich – und kein anderer!"

Als Helfer ist es eine Notwendigkeit, von mir selbst zu wissen: Ich bin viele. Nur so ist es möglich, Erfahrungen, Gefühle, Gedanken in mir präzise wahrzunehmen, ohne sie verzerren zu müssen oder gar auszublenden. So kann ich meinem Bewusstsein erlauben, wahrzunehmen, was da wirklich in mir ist, oder wie es Carl Rogers formuliert: „Das Bewusstsein ist nicht länger der Wächter über einen gefährlichen und undurchschaubaren Haufen von Impulsen, die nur im Ausnahmefall das Tageslicht erblicken dürfen, sondern wird zum geruhsamen Mitbewohner einer Gesellschaft von Impulsen, Gefühlen und Gedanken, die sich, wie man feststellt, sehr wohl selbst regulieren können, wenn sie nicht ängstlich behütet werden." (Rogers, zitiert nach Schulz von Thun 1994, S. 198)

Wenn Sie beim vorangegangenen Lesen der Beschreibungen der Persönlichkeitsstörungen in Kapitel 1.1.1 ein intensives Gefühl innerer Berührtheit hatten und Ihnen Gedanken durch den Kopf gingen wie „huch, wer hat mich da so genau beobachtet und beschrieben? Das trifft ja genau auf mich zu!", bei der nächsten Beschreibung ebenfalls denken mussten, „na ja, aber das stimmt ja auch ..." und bei der übernächsten Darstellung erneut die beschriebenen Persönlichkeitsanteile als verblüffend genau auf sich selbst zutreffend empfanden, dann können Sie sich jetzt entspannen. Je mehr „gestörte" Persönlichkeitsanteile Sie bei sich zu entdecken und sich selbst einzugestehen in der Lage sind, desto größer ist die psychische Gesundheit, die Sie für sich beanspruchen können. Ihr Selbstbild ist nicht neurotisch eng eingegrenzt, sondern lässt eine bunte Vielfalt unterschiedlichster Persönlichkeitsanteile zu.

Veeresh D. Yuson-Sánchez formuliert es in einem von ihm als „Toilet-Poster" gedruckten und zur „Morgen-Meditation" empfohlenen Text so:

Auch

Es gibt einen Mittelpunkt in Deinem Leben, den Du wertschätzen solltest. Er heißt **Auch**. Du kannst das Gefühl haben, dass Du das größte Arschloch auf dieser Welt bist, und wenn jemand zu Dir sagt, dass Du auch sehr liebenswert bist, dann wirst Du zusehen müssen, dass Du dies ebenfalls akzeptierst. **Auch** erlaubt Dir, in den Zwischenraum zu gleiten, zwischen liebenswert zu sein und verachtenswert zu sein. Wenn Du lernst **Auch** wertzuschätzen, dann ist das wie eine Erleuchtungsversicherung. Die Menschen neigen dazu, das Wort „auch" zu vergessen. Sie denken, dass es entweder das eine oder das andere ist. Nein, es ist immer **Auch**. Was immer es sein mag, das auf Dich zukommt:
Du bist hässlich,
Du bist schön,
Du bist verwirrt und mitten im Schlamassel,
Du weißt nicht, was Du bist, **Auch**.
Du bist **Auch** manchmal sehr gut drauf, oder **Auch** der letzte Heuler, mit dem zusammen zu sein man sich vorstellen kann, **Auch**.
Auch bist Du manchmal sehr schön im Fluss: Alles um Dich herum ist sehr schön und es gibt nichts zu sagen.
Du willst wissen, wer Du bist? Du bist **Auch**.
Klammere niemals zu irgendeinem Zeitpunkt irgendetwas aus.
Alles ist immer **Auch**.
Falls Du irgendetwas ausklammerst, bist Du ein armseliges menschliches Wesen. Du lässt nicht mehr zu.
Auch, Auch, Auch, Auch, das ist es, was Du bist.
Wir haben nur so wenig Zeit zu leben. Innerhalb dieser Zeit schließe alles mit ein.
Auch, Auch, Auch.
Ich habe es vermasselt, **Auch**.
Ich fühle mich großartig, **Auch**.
Ich hatte den größten Orgasmus, **Auch**.
Ich hab's blockiert, **Auch**.
Wenn Du das erlauben kannst, ist es schön.
Ich bin schön, weil ich die **Auchs** in mir erlaube. Ich bin schön, weil ich meine Hässlichkeit akzeptiere. Ich akzeptiere, es vermasselt zu haben. Ich akzeptiere es, mich schuldig zu fühlen. Ich akzeptiere es, dass ich wünsche, ich könnte es besser tun.
Falls Du jemals in eine Situation kommst, wo Du die Dinge nicht akzeptieren kannst – dies ist auch ein **Auch**.
(Yuson-Sánchez 1997, S. 14 ff, Übersetzung des Autors.)

Ich möchte die Überlegungen zu unserer eigenen Vielschichtigkeit als Helfer abschließen mit den Schlussworten von Virginia Satir in ihrem Buch „Meine vielen Gesichter – wer bin ich wirklich?":

„In dem Maße, in dem wir uns selbst mit all unseren Teilen akzeptieren, werden wir eine abgerundete Persönlichkeit, die zu sich selbst liebevoll ist und dadurch auch anderen offener und liebevoller begegnen kann. Die Herausforderungen, denen wir uns zu stellen haben, können wir zu schöpferischen Abenteuern werden lassen. Das geht nicht immer schmerzlos, aber verspricht ein zufriedenstellenderes Ergebnis. So wünsche ich Dir nun alles Gute auf Deiner ganz persönlichen Entdeckungsreise, Dir als Wunder zu begegnen. Liebevolle Gedanken von mir begleiten Dich und wollen Dir Mut machen, neue Erfahrungen zu riskieren." (Satir 2001, S. 115)

Übung 7

Für Sie persönlich schwierige eigene Persönlichkeitsaspekte

Wenn Sie lernen möchten, so viele Mitglieder Ihres inneren Omnibusteams wie möglich bei sich selbst zu akzeptieren, ist es notwendig, so viele Persönlichkeitsanteile wie möglich benennen zu können, mit denen Sie sich bei sich selbst schwer tun.
Achten Sie bei Ihren nächsten Begegnungen mit den Patienten, mit denen Sie sich schwer tun, darauf, mit welchen Ihrer eigenen Teilpersönlichkeiten Sie sich ganz besonders schwer tun. Welche im Omnibus der Gesamtpersönlichkeit mitreisenden Teilpersönlichkeiten sind Ihnen bei sich selbst besonders unsympathisch, sind für Sie persönlich besonders schwierig zu akzeptieren?
Achtsamkeit und die Bereitschaft, auch ungeliebte Anteile bei sich selbst wahrnehmen zu wollen, sind die Voraussetzung dafür, diese Liste zu erstellen.

Besonders schwierig sind für mich folgende eigene Persönlichkeitsaspekte
(z.B. Der Verzagte; Das schweigende Lamm; Die Stimmungskanone; Der Macher; ...)

Der / Die / Das _____

Der / Die / Das _____

Der / Die / Das _____

Der / Die / Das _____

Der / Die / Das _____

Der / Die / Das _____

Der / Die / Das _____

Der / Die / Das _____

Der / Die / Das _____

Übung 8

Für Sie persönlich angenehme eigene Persönlichkeitsaspekte

Wenn Sie lernen möchten, mit so vielen Mitgliedern wie möglich Ihres inneren Omnibusteams in regem Kontakt zu stehen, ist es hilfreich, so viele Persönlichkeitsanteile wie möglich zu benennen, mit denen Sie sich bei sich selbst leicht tun.
Achten Sie bei Ihren nächsten Begegnungen mit den Patienten, mit denen Sie sich schwer tun, darauf, mit welchen eigenen Teilpersönlichkeiten Sie dabei besonders leicht in konstruktiven Kontakt mit Ihren für Sie schwierigen Patienten kommen können. Welche im Omnibus der Gesamtpersönlichkeit mitreisenden Teilpersönlichkeiten sind Ihnen bei sich selbst besonders sympathisch, sind für Sie persönlich besonders leicht zu akzeptieren?

Die Persönlichkeitsanteile von mir, die ich am meisten mag, sind:
(z. B. Der Lebenskünstler; Der Denker; Das Naturkind; Die Forscherseele; Der ...)

Der / Die / Das _____

Der / Die / Das _____

Der / Die / Das _____

Der / Die / Das _____

Der / Die / Das _____

Der / Die / Das _____

Der / Die / Das _____

Der / Die / Das _____

Der / Die / Das _____

2.2 Die Handlungen des Helfers

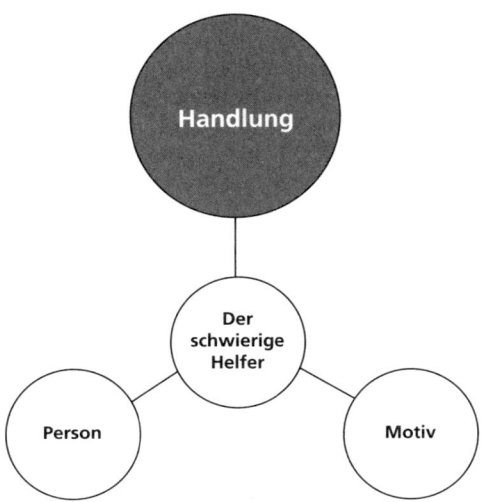

Schwierig erlebte Verhaltensweisen des schwierigen Helfers

Aus Sicht des Patienten begegnet ihm der Helfer ebenfalls mit einer Vielzahl von Handlungen. (Abb. 10)

Aus diesem Bündel der vom Helfer gezeigten Handlungen gibt es vorprogrammiert die eine oder andere Handlung, die der Patient für sich als schwierig und problematisch erlebt. Die häufigsten Verhaltensweisen von Helfern, die Patienten negativ erleben, fasst C. Reimer 1999 folgendermaßen zusammen:

Helferverhalten, das offensichtlich geprägt ist von

- Ärger
- Wut
- Strafe
- Rache
- Distanzierung
- Rückzug
- Ablehnung des Patienten

Zusätzlich alle problematischen Verhaltensweisen des Helfers, die bei ihm auftreten im Zusammenhang mit von ihm erlebten Gefühlen von Hilflosigkeit, von Ohnmacht und Langeweile. Ebenso unangemessene Verhaltensweisen dem Patienten gegenüber auf der Basis eigener erlebter Spannungszustände, insbesondere eigener muskulärer Verspannungen und verschiedener Somatisierungen. Kurzum, wenn der Helfer „schlecht drauf" ist, darf er kaum hoffen, dass sein reales, aktuelles Verhalten dem Patienten gegenüber davon unbeeinflusst bleibt. Anders als beim Patienten stellt sich hier jedoch zu Recht die Forderung an den professionellen Helfer, bezüglich seiner eigenen geäußerten Verhaltensweisen ein hohes Maß an Bewusstheit und die Fähigkeit zur Selbstkontrolle zu entwickeln.

Die Handlungen des Helfers

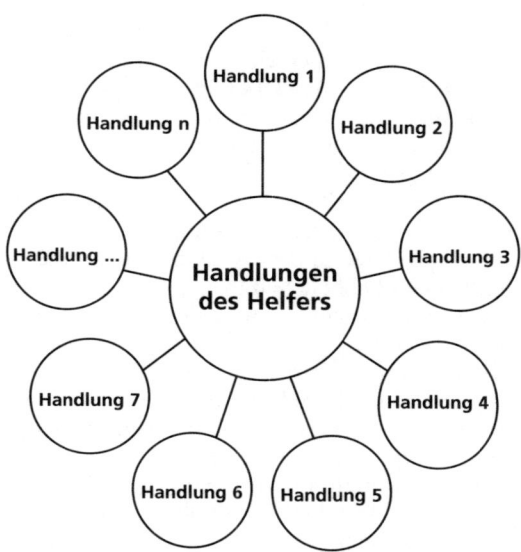

Abb. 10: Die Handlungen des Helfers sind vielfältig

Das von Joe Luft und Harry Ingram entwickelte Johari-Fenster illustriert deutlich, worum es geht. Es konfrontiert uns mit unserer professionellen Pflicht zur Minimierung des Feldes, in dem unsere blinden Flecke liegen hinsichtlich eigener problematischer Verhaltensweisen dem Patienten gegenüber. (Abb. 11)

	Dem Selbst bekannt	**Dem Selbst unbekannt**
Anderen bekannt	Öffentlich	Blind
Anderen unbekannt	Geheim	Unbewusst

Abb. 11: Das Johari Fenster (nach Yalom 2002, S.126)

Betrachten wir das Johari-Fenster, sehen wir zunächst den Teil, der uns selbst bekannt ist und der anderen bekannt ist – dies ist der öffentliche Teil unseres Selbst. Hier finden alle Handlungen gegenüber dem Patienten statt, die uns selbst bewusst sind und die der Patient auch an uns wahrnehmen kann.

Der Teil, den wir vor anderen, namentlich dem Patienten, zu verstecken trachten, ist zwar uns selbst bewusst, aber eben geheim gehalten. Unser geheimes Selbst, das bestrebt ist, einen Teil unserer Verhaltensweisen vor anderen geheim zu halten. Die hinter dem Rücken des Patienten hochgezogene Augenbraue, von der wir annehmen können, dass sie der Patient nicht sieht, der viel sagende Blick zwischen Kollegen, den wir vor dem Patienten zu verheimlichen bemüht sind.

Problematisch auf unserer Seite als Helfer ist der Teil, der dem eigenen Selbst nicht bekannt, aber den anderen, speziell dem Patienten, offensichtlich ist. Unsere blinden Flecke, unser eigener problematischer, uns selbst nicht bewusster Verhaltensanteil den Patienten gegenüber.

Und letztlich das Feld, in dem all die Verhaltensanteile liegen, die sowohl uns selbst unbewusst, uns selbst nicht bekannt sind, als auch dem Patienten nicht bewusst und bekannt sind. Unser unbewusstes und für andere nicht sichtbares Denk-, Verhaltens- und Persönlichkeitsfeld.

Kollegiales Feed-back, Supervision und wiederholte, professionell angeleitete Selbsterfahrung – eine Pflicht für jeden professionellen Helfer, der seine eigenen problematischen Verhaltensanteile Patienten gegenüber zu minimieren bestrebt ist. Das Ziel ist klar: Das öffentliche Selbst soll wachsen und auf Kosten der drei anderen Selbste mehr und mehr Verhaltensraum einnehmen können. Das geheime Selbst darf immer kleiner werden, und die Größe der blinden Flecke und des unbewussten Selbst darf auf ein Minimum schrumpfen.

„Entscheidend für den Erfolg oder Misserfolg im beruflichen Arbeitsfeld ist nicht, wie ein Mensch ist, sondern wie er von anderen wahrgenommen wird. Wenn jemand weiß, wie er auf andere wirkt, hat dies zwei wesentliche Konsequenzen: erstens, er versteht das Verhalten seiner Mitmenschen ihm selbst gegenüber besser als bisher; zweitens, er kann sein eigenes Verhalten besser – zielorientierter und situativ angepasster – steuern.

Wie ein Mensch auf andere wirkt, bleibt jedoch dem Betreffenden selbst normalerweise verborgen. Die meisten Menschen haben Hemmungen, anderen ihre Beobachtungen und Empfindungen offen und ehrlich mitzuteilen. Der Hauptgrund: Angst vor ›Verletzungen‹". (Doppler u. Lauterberg, zitiert in Scobel 2002, S. 102)

Sie können in Ihrem Kollegenkreis einander umso hilfreicher sein, Ihre jeweiligen blinden Flecke zu erkennen, je mehr Sie sich gegenseitig ermutigen, sich, so bald es die Situation erlaubt, auf das eben gezeigte Verhalten aufmerksam zu machen. Lassen Sie den anderen wissen, welche Gefühle dieses Verhalten in Ihnen ausgelöst hat. Durch Rückmeldungen der anderen können Sie zum besseren Zeugen Ihres eigenen Verhaltens werden und lernen, die Wirkung Ihres Verhaltens auf andere realistischer einzuschätzen. Aber natürlich nur, wenn Sie dafür offen sind.

Viele professionelle Helfer haben jedoch leider kein Bedürfnis nach engem Kontakt mit sich selbst im beruflichen Alltag. Sie möchten in Situationen des professionellen Helfens möglichst wenig von sich selbst wissen. Möchten ihre Gefühle nicht spüren, ihre Gedanken nicht in allen Verzweigungen kennen. Ihr Verhalten nicht wirklich reflektieren und schon gar keine kritischen Rückmeldungen darüber erhalten.

Viele Helfer haben die Idee, dass ein perfekter Profi jemand ist, der „keine menschlichen Schwächen, Verwundbarkeiten kennt, der durch nichts und niemanden zu beirren ist, der sich keine Nachdenklichkeiten anmerken lässt." (Schulz von Thun et al. 2004, S. 14)

Um offen zu sein für Rückmeldungen über Ihr eigenes Verhalten dem Patienten gegenüber, mag es für Sie als Helfer jedoch hilfreich sein, ein anderes Verständnis über Ihre Rolle als Profi in Erwägung zu ziehen. Ein Verständnis von Professionalität, indem Sie als die einzigartige Person, die Sie in Ihrer Vielfalt ja auch tatsächlich sind, mit dem Patienten in Kontakt treten dürfen. Ein Verständnis von Professionalität, das die Verbindung von fachlicher Kompetenz und Ihrer eigenen Menschlichkeit zulässt. Ein Ja zu: „Professionalität, die ein menschliches Antlitz trägt, die menschliche Schwächen und Fehlbarkeiten, menschliche Empfindlichkeiten und momentane Verwirrtheiten einschließt." (Schulz von Thun et al. 2004, S. 14)

Übung 9

Für Sie persönlich schwierige eigene Verhaltensweisen Ihren Patienten gegenüber

Dokumentieren Sie in den nächsten Tagen, welche konkreten Verhaltensweisen sowohl Sie selbst als auch Ihre Patienten an Ihnen als ganz besonders schwierig erleben. Dokumentieren Sie diese Verhaltensweisen und Ihre Reaktion darauf so konkret wie möglich.
Versuchen Sie sich so vieler eigener Verhaltensweisen wie möglich bewusst zu werden, die Sie selbst als problematisch im Umgang mit Ihren Patienten empfinden. Wenn Sie unsicher sind, ob Ihr Verhalten in der jeweiligen Situation für den Patienten schwierig war, bitten Sie ihn um Feed-back. Nutzen Sie so viele Gelegenheiten wie möglich, sich Feed-back geben zu lassen von Patienten, Kollegen, Vorgesetzten und Freunden.

(z.B.: Wenn ich, noch während ich mit dem Patienten spreche, mich meiner nächsten Arbeit zuwende, dann reagieren einige Patienten irritiert darauf; wenn ich es eilig habe und darauf verzichte, dem Patienten notwendige Hintergrunderklärungen zu geben, dann können manche meiner Patienten meine Anleitungen nicht umsetzen)

Folgende Verhaltensweisen erlebe ich bei mir als schwierig und die Reaktion meiner Patienten darauf ist:

Wenn ich _____

dann _____

Wenn ich _____

dann _____

Wenn ich _____

dann _____

Wenn ich _____

dann _____

2.3 Die Motive des Helfers

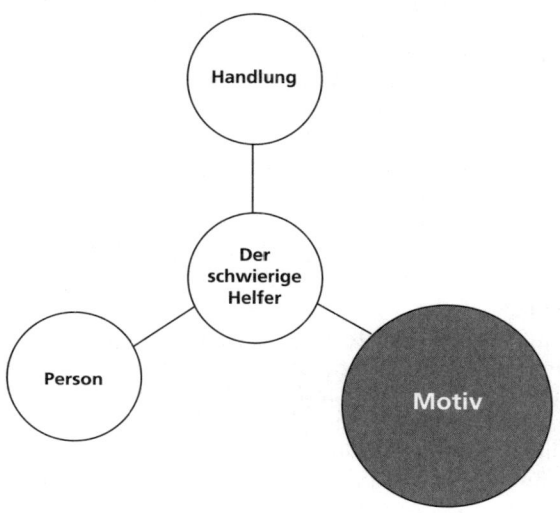

Von Patienten bei Helfern als problematisch erlebte Motive

In der Begegnung mit dem Helfer reagieren Patienten natürlicherweise nicht nur auf seine offensichtlich wahrnehmbaren Äußerungen und Verhaltensweisen, sondern ebenfalls sehr oft viel intensiver auf die ihm dabei zu Recht oder zu Unrecht unterstellten Motive.

Auch für den Helfer können wir in der jeweiligen Begegnungssituation mit dem Patienten davon ausgehen, dass eine Vielzahl von Motiven, also Beweggründen, für sein Handeln wirksam sind. (Abb. 12) Viele Patienten haben eine sehr sensible Antenne dafür, mit welchen Motiven die Helfer sich ihnen nähern. M. Cainan beschreibt bereits 1988 problematische Motive des Helfers:

- Wünsche nach symbiotischen Beziehungen zum Patienten
- Probleme des Helfers mit Nähe und Distanz, die zu dem Motiv führen, jegliche Nähe zu vermeiden oder Distanz unbedingt zu minimieren
- Unrealistische Wünsche bezüglich der eigenen Veränderungsfähigkeit, das Motiv der Heilungs- und Hilfeallmacht
- Probleme mit der zeitlichen Limitierung des Kontakts mit dem Patienten auf dem Hintergrund idealistischer Motive
- Wünsche nach Idealisierung, das übertriebene Motiv, anerkannt und in hohem Maße wertgeschätzt werden zu wollen
- Motive, die aus Gegenübertragungsproblemen resultieren

Aus seiner Erfahrung als Supervisor im Krankenhaus berichtet W. Scobel, dass oft das Motiv der Angstverdrängung und -bewältigung bei einer Vielzahl von Verhaltensweisen der Helfer im Hintergrund stark wirksam ist. Als ganz typische Ängste bei Ärzten und beim Pflegepersonal fand er – ich zitiere wörtlich:

- Angst vor Fehlern und Misserfolgen
- Angst vor Hilflosigkeit (Ohnmacht/Insuffizienz)
- Angst vor Kritik und Bestrafung (z.B. durch Vorgesetzte; siehe Hierarchie)
- Angst vor eigener Schwäche und Krankheit
  (Angst vor Verlust der eigenen Vitalität)
- Angst vor Grenzen (z.B. der eigenen Belastbarkeit)
- Angst vor vitaler Begrenztheit im Hier und Jetzt
- Angst vor dem Ausbrennen
- Angst vor vitaler Begrenztheit durch das Älterwerden
- Angst vor dem Sterben und Tod
  (Angst vor vitaler Begrenztheit in Bezug auf die eigene Lebenszeit)
- Angst vor Berührung (körperlich: Wunden, Geschwüre, Verletzungen etc. und im übertragenen Sinne: Not, Leiden, etc.)
- Angst vor Beschämung
- Angst vor Mitleid und Mitleiden (oft Angst vor Gefühlen generell)
- Angst vor Trennung und Verlust (z.B. Abschiede von Patienten; Trennungen von Kolleginnen und Kollegen; häufiger Wechsel der Ärzte; Verluste von wichtigen Bezugspersonen; Angst vor Arbeitsplatzverlust, etc.)
- Angst vor Bloßstellung und Entwertung
  (bzw. Konkurrenz- und Akzeptanzprobleme)
- Angst vor Offenheit und Selbstoffenbarung
- Angst vor zu viel Verantwortung (besonders in der Intensivmedizin)

(Scobel 2002, S. 61–62)

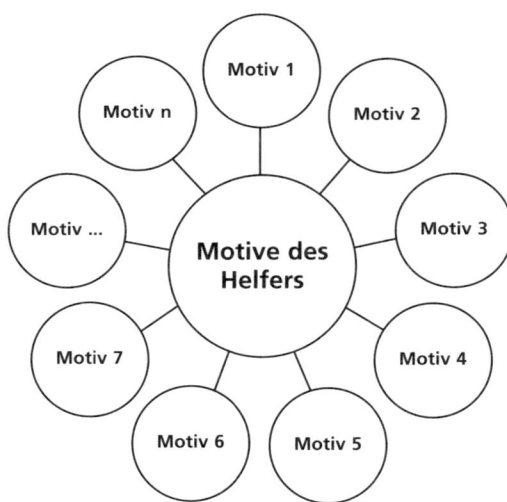

Abb.12: Die Motive des Helfers sind vielfältig

Das Motiv, all diese Ängste im Griff zu halten, führt seiner Meinung nach zu einer Reihe von unangemessenen Verhaltensweisen und zum Aufbau von dysfunktionalen Strukturen in der Begegnung mit den Patienten.

„Dazu zählt meines Erachtens die Tagesstruktur einer Station, ebenso wie die stereotype Überbetonung von Sauberkeit, Hygiene und Ordnung. Nicht nur reibungslose Arbeitsabläufe sollen auf diese Weise für das Personal garantiert werden, nein, es soll auch die Illusion des Machbaren und der Normalität gefördert werden. Strukturen und Regeln vermitteln Sicherheit – für die Patienten, aber auch für das jeweilige Pflegeteam. Nicht selten verkehren sich dann Tagesabläufe unbemerkt in lebens- und patientenfeindliche Umwelten, die den einzelnen kranken Menschen zur Passivität ›verdammen‹ und in ein ›unmündiges Korsett‹ pressen." (Scobel 2002, S. 63)

Wenn Patienten sich dann zu Recht gegen dieses unmündige Korsett wehren, werden sie wiederum leicht als „schwierige Patienten" betrachtet und abgelehnt.

Gerade bei der Analyse der Motive des Helfers wird deutlich, wie notwendig Supervision durch einen externen Supervisor ist, um durch einen Blick von außen eigene blinde Flecke erkennen zu können. Blinde Flecken bezüglich der eigenen Motive, die unbewusst im Hintergrund ablaufen, führen unweigerlich zur Wahrnehmung des Patienten als schwierig. Der Patient wird als schwierig erlebt, weil dem Helfer unverständlich bleibt, weshalb er sich wehrt gegen etwas, das ja vermeintlich nur zu seinem Besten getan wird.

> Die Komplexität der Situation, in der sich der Helfer in der Begegnung mit dem Patienten selbst befindet, macht die Aufgabe, sich über eigene tatsächliche Motive bewusst zu bleiben, nicht gerade einfacher.

Übung 10

Ihre eigenen problematischen Motive

Welcher problematischer Motive sind Sie sich bei sich selbst gegenüber Ihren Patienten bewusst?

Liste meiner problematischen Motive

(z. B.: Ich möchte, dass der Patient von meiner Behandlung begeistert ist.
Ich möchte jeden Patienten heilen können.
Ich möchte nicht, dass der Patient denkt, dass ich unfähig bin.
Ich möchte nicht, dass mir das Leid des Patienten zu nahe geht.)

Ich möchte _____

Ich möchte _____

Ich möchte _____

Ich möchte _____

Ich möchte _____

Ich möchte _____

Ich möchte nicht _____

Ich möchte nicht _____

Ich möchte nicht _____

Ich möchte nicht _____

Ich möchte nicht _____

Ich möchte nicht _____

2.4 Die Situation des Helfers

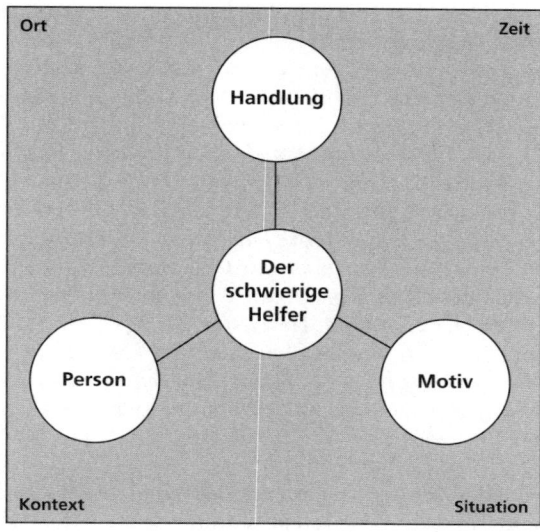

Schwierige Aspekte in der Situation, in der der Patient auf uns als schwierigen Helfer trifft

Auch für den Helfer gilt, dass er dem Patienten in einer aktuellen Situation begegnet, die wesentlich dazu beiträgt, wie die Interaktion zwischen ihm und dem Patienten verlaufen wird.

Helfer müssen in ihrem Alltag sehr unterschiedlichen, nicht selten auch gegensätzlichen Anforderungen gerecht werden. Der Helfer soll sich einerseits geduldig Zeit nehmen, das Anliegen des Patienten zu verstehen und darauf angemessen reagieren. Andererseits sollen viele Verwaltungsarbeiten gewissenhaft „nebenbei", aber selbstverständlich fehlerfrei ausgeführt werden. Betrachten wir deshalb die wichtigsten Aspekte, die die Situation des Helfers prägen, in der er dem Patienten begegnet.

- **Ist der Helfer unter Zeitdruck?**
  Befindet sich der Helfer zum Kontaktzeitpunkt mit dem Patienten selbst unter Zeitdruck oder steht ausreichend Zeit zur Verfügung?

Dr. Winters war noch schnell im Altenheim. Montagfrüh war wirklich nicht der Tag für Hausbesuche. Das Wartezimmer voll bis auf den letzten Stuhl und viele „Eben-schnell- mal"-Patienten, die die Rezeption belagerten. Aus Erfahrung wusste er jedoch, dass es sich immer um einen echten Notfall handelte, wenn Schwester Maria bei ihm anrief und ihn höflich fragte, ob er bitte kurz einmal kommen könne. Einem ihrer Schützlinge im Altenheim gehe es gerade nicht gut. So auch heute.

Frau Wolters hatte allen Anzeichen nach in den frühen Morgenstunden einen Herzinfarkt erlitten. Dr. Winters entschied sich für eine sofortige Verlegung der 78-jährigen Patientin ins Akutkrankenhaus. Ein Zettel hier, ein Formular dort – die Zeit verrann, bis Dr. Winters eine halbe Stunde nach Sprechstundenbeginn wieder in seiner Praxis war.
Nur mit Mühe konnte er den Zorn unterdrücken, der in ihm aufbrodelte, als Doris, seine Arzthelferin in Ausbildung, Oma Kallinke ins Sprechzimmer führte. Er wusste nicht, über wen er sich mehr ärgern sollte. Über Doris, weil es ihr nicht gelungen war, Oma Kallinke auf einen anderen Termin zu vertrösten, oder über Oma Kallinke selbst.
Wie schon häufiger zuvor, stand sie bereits seit 5.30 Uhr vor der Praxistür. Für sie kein Problem. Die letzten 30 Jahre hatte sie in der Frühschicht bei der Bahnpost gearbeitet. Um 5.30 Uhr war sie aus Gewohnheit tatendurstig. Doch jetzt, als erste Patientin bei vollem Wartezimmer und einer halben Stunde Verpätung, war sie für Dr. Winters eine echte Herausforderung. Oma Kallinke hatte einen ganzen Packen Zeitschriften dabei, einzelne Artikel, die sie gesammelt hatte, mit Tipps gegen trockenen Mund. Heute Morgen wollte sie von Dr. Winters wissen, ob er für sie persönlich Salbeibonbons oder Anisbonbons für besser geeignet halte.

- **Behandelt der Helfer den ersten Patienten des Tages oder den letzten?**
  Ist der Patient, der als schwierig erlebt wird, der erste Patient dieses Tages oder kommt es zu dem Zusammentreffen, nachdem schon mehrere problematische Situationen mit anderen Patienten an diesem Tag stattgefunden hatten?

- **Ist dem Helfer der Patient bekannt?**
  Kennt der Helfer den Patienten schon oder ist es sein erster Kontakt mit ihm? Mit vertrauten Patienten ist die Situation, in der sich der Helfer befindet, natürlicherweise wesentlich entspannter für ihn. Erstkontakte mit neuen Patienten empfinden viele Helfer hingegen als wesentlich größere Herausforderung.

- **Wie ist das persönliche Befinden des Helfers?**
  Wie fühlt er sich selbst? Ist er durch Themen belastet, die unabhängig sind von dem Patientenkontakt? Befindet er sich in seiner eigenen Partnerschaft gerade in einer kritischen Phase oder ist er frisch verliebt und kann sich deshalb fast nicht auf die Arbeit konzentrieren? Wie geht es ihm gerade körperlich? Hat er selbst gut geschlafen oder war die Nacht wieder einmal zu kurz?

- **Verfügt der Helfer über die notwendige Kompetenz?**
  Verfügt er über die erforderliche Kompetenz, oder befindet er sich aufgrund von Urlaubszeit, Krankenvertretung oder Personalengpass nur vertretungsweise am jetzigen Arbeitsplatz und ist mit der Arbeit dort wenig vertraut? Möglicherweise trifft er auf einen Patienten, dessen Krankheitsbild ihm im Praxisalltag noch nie zuvor real begegnet ist.

- **Sind die Verantwortlichkeiten klar geregelt?**
  Sind die Handlungs- und Entscheidungsbefugnisse des Helfers eindeutig? Oder muss er befürchten, dass Entscheidungen, die er trifft, vom nächsten Vorgesetzten wieder zunichte gemacht werden?

- **Wie ist das Arbeitsklima?**
  Befindet sich der Helfer in einem harmonisch arbeitenden Team oder gibt es chronische Teamkonflikte, Mobbing, Kompetenzeifersüchteleien? Besteht Stellensicherheit?

- **Steht der Behandler unter institutionellem Druck?**
  Steht der Helfer in der Behandlungssituation unter institutionellem Druck? Soll z. B. großzügig mit Verlängerungen umgegangen werden, weil die Bettenkapazität der Klinik nicht ausgelastet ist oder soll die kürzest mögliche Aufenthaltsdauer angestrebt werden, da aufgrund veränderter Abrechnungsmodalitäten der Gewinn für die Verwaltung umso höher ist, je kürzer die Aufenthaltszeiten der Patienten im Krankenhaus sind? Gibt es Vorgaben über zu erbringende Leistungen – unabhängig von der tatsächlichen Notwendigkeit? Steht der Behandler diesbezüglich unter „Verkaufsdruck"? Setzen ihm die Leistungsträger Schranken, gewisse, ihm selbst notwendig erscheinende Maßnahmen nicht durchführen zu dürfen, weil sie zu kosten- oder zu zeitintensiv wären? Gibt es juristische oder verwaltungstechnische Vorgehensvorgaben, an die er sich unabhängig von seiner eigenen Überzeugung bezüglich ihrer Sinnhaftigkeit zu halten hat? Muss er für seine eigene Aus- und Weiterbildung noch bestimmte Leistungskataloge abarbeiten und steht deshalb unter Druck, den Patienten für eine bestimmte Operation oder eine bestimmte Behandlung gewinnen zu müssen?

All dies sind Wirkfaktoren auf Seiten des Helfers in der Begegnungssituation mit dem Patienten. Diese Situationsaspekte, eingebettet in den jeweils aktuellen gesundheitspolitischen Kontext, sind von oft gewaltigem Auswirkungspotenzial auf die Art und Weise, wie der Helfer auf seine Patienten reagiert – angemessen oder unangemessen.

Die tatsächlich stattfindende Reaktion des Helfers auf den Patienten wird nun Ihrerseits auch wieder durch das Verhalten des Patienten dem Helfer gegenüber beeinflusst. Das „Spiel" zwischen Helfer und Patient beginnt.

Übung 11

Ihre persönlichen schwierigen situativen Aspekte im Kontakt mit Ihren Patienten

Machen Sie sich die schwierigen Aspekte bewusst, die zurzeit in Ihrer Arbeits- und Lebenssituation liegen und die es Ihnen schwierig machen, sich ungestört Ihren Patienten zuzuwenden.

(z. B.: Ich befinde mich gerade im Hausbau und meine Gedanken gehen auch während der Arbeit häufig Richtung Baustelle; seitdem unsere Station auf die Nordseite verlegt wurde, ärgere ich mich jeden Tag, nicht mehr den sonnigen Ausblick aufs freie Feld zu haben.)

Liste meiner persönlichen schwierigen Situationsaspekte

3 Es gehören immer mindestens zwei dazu

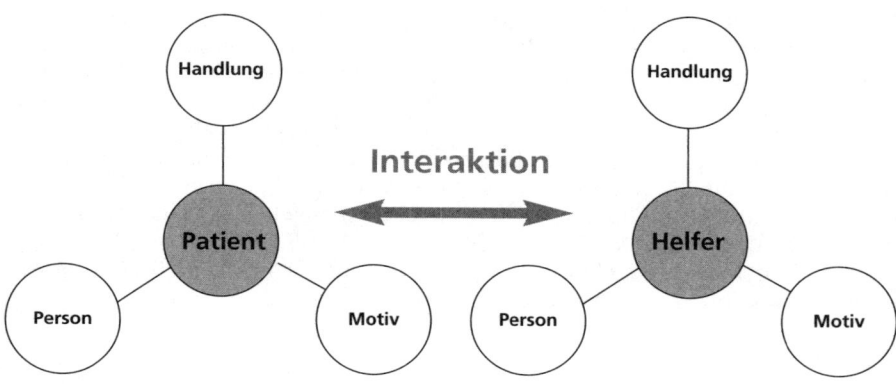

3.1 Die Interaktion im Brennpunkt

Bringen wir die bis jetzt getrennt durchgeführte Analyse der Persönlichkeitsanteile des Patienten und des Helfers, der Verhaltensweisen des Patienten und des Helfers und der Motive des Patienten und des Helfers sowie die Analyse der Ausgangssituation, in der sich Patient und Helfer jeweils befinden, wieder in Beziehung zueinander, so ist deutlich, dass bei dem Thema „Der schwierige Patient" der Brennpunkt des Geschehens eindeutig in der Interaktion zwischen Patient und Helfer liegt. Es gehören immer mindestens zwei dazu.

M. Horlacher, Psychotherapeut und Psychiater aus Basel, gibt 1999 eine gute Beschreibung dieser Interaktionsdynamik:

„Eine Gefahr der Interaktion zwischen Helfer und Patient ist die, dass es zu der Situation kommt, dass der Patient in seinem Helfer seinen Meister sucht, einen, der das Wissen hat, den er dann selbst wiederum beherrschen kann, indem er ihm demonstriert, wie ohnmächtig und wenig erfolgreich er seine Kunst, sein Wissen an ihm ausgeübt hat.

Der Helfer möchte mit seinem Wissen, das er dem Patienten vermittelt, seine Phantasmen beruhigen und der Patient sucht nach diesem Wissen, um es als kraftlos, wenig heilend beurteilen zu können.

Beide, der Helfer wie der Patient, unterwerfen sich der Vorstellung, dass der Mangel, das Defizit, die Unvollkommenheit behoben werden kann. Der Patient gibt dem Helfer zu verstehen, dass vor seiner Erkrankung alles in Ordnung war, dass er keinerlei Sorgen und Befürchtungen hatte und der Helfer strebt das Ziel an, dieses Paradies wieder herstellen zu können." (Horlacher 1999, S. 134)

Horlacher verweist zu Recht darauf, dass der Begegnung zwischen Helfer und Patient viele unausgesprochene, unbewusste Erwartungshaltungen bezüglich der Interaktion zugrunde liegen. Nicht zuletzt durch viele populärwissenschaftliche medizinische Sendungen erhält der Patient wieder und wieder die Information, dass jedes Problem zu heilen sei. Er müsse nur zum richtigen Helfer gehen, dieser müsse ihn mit der richtigen Technik nach den modernsten Erkenntnissen behandeln und jedes Problem sei handhabbar. Dass der Helfer wiederum nur allzu gerne bereit ist, der Vorstellung zu erliegen, er sei derjenige, welcher jedem bei allem zu helfen in der Lage sei, ist ebenso leicht nachvollziehbar. Doch genau hier beginnt der unheilvolle Tanz ums unsichtbare goldene Kalb. Die unausgesprochene Idee, dass vor der Erkrankung alles in Ordnung war, die Illusion, dass der Patient vor der Störung, derentwegen er Hilfe sucht, ein Leben ohne Sorgen und Befürchtungen hatte, wird – wenn es einmal so klar ausgesprochen ist – von keinem befürwortet werden können. Ebenso wenig wie die nicht selten vorzufindende Helfereinstellung: „Kommet her, die Ihr mühselig und beladen seid."

Die Frustration einer Begegnung unter solchen Vorzeichen, noch dazu, wenn sie beiden Seiten unbewusst sind, ist geradezu vorprogrammiert. Die Interaktion zwischen Patient und Helfer, Hilfesuchendem und Hilfegebendem, erhält ihre zusätzliche Dynamik durch das Phänomen der Übertragung und Gegenübertragung.

3.2 Übertragung und Gegenübertragung

Man mag der psychoanalytischen Theorie wohlwollend oder skeptisch gegenüberstehen – das Wissen jedoch um die Theorie von Übertragung und Gegenübertragung ist sicherlich hilfreich für jeden, der mit Menschen arbeitet.

Der Psychoanalytiker J. Laplanche definiert den Prozess der Übertragung und Gegenübertragung etwas kompliziert, aber treffend, wie folgt:

„In der Psychoanalyse wird die Übertragung als Vorgang bezeichnet, wodurch die unbewussten Wünsche an bestimmte Objekte im Rahmen eines bestimmten Beziehungstypus, der sich mit diesen Objekten ergeben hat, aktualisiert werden."

„Unter der Gegenübertragung wird die Gesamtheit der unbewussten Reaktion des Helfers auf die Person des Patienten und ganz besonders auf dessen Übertragung bezeichnet." (Laplanche 2002, S. 164, S. 550) (Abb. 13)

Das heißt, der Patient sieht im Helfer leicht jemanden, der dieser gar nicht ist. Der strafende Vater, die liebende Mutter, der strenge Lehrer, der gütige Helfer oder welcher spezifische Beziehungstypus auch immer durch den Helfer im Patienten ausgelöst worden sein mag. Der Patient reagiert also sehr häufig nicht auf uns als die reale, vor ihm sitzende Person, sondern auf uns als Symbol einer in seiner Biographie bedeutsamen Autorität. Er überträgt die Gefühle und Erwartungen, die er in Bezug auf eine für ihn wichtige Person früher hatte, auf uns. Besonders ausgeprägt findet diese Übertragung im Erstkontakt mit dem Helfer statt. Hier ist die Projektionsfläche noch unbeeinflusst durch reale Erfahrungen, die der Patient mit dem Helfer erst machen wird. Diese Übertragung beschreibt Elisabeth Bingel als „... verzerrte Wahrnehmungen des Gegenübers, die Anlass geben zu unangemessenen Verhaltensweisen und Konflikten, wenn etwa Nachfragen oder Deutungen als Bevormundungen oder Zurechtweisungen, Behandlungsunterbrechungen am Wochenende als unerträgliches Verlassenwerden erlebt werden, so wie es früher mit Vater oder Mutter war." (Bingel 1997, S. 569) Im Prozess der Gegenübertragung hingegen reagieren wir unsererseits auf diese Übertragung. Gegenübertragung ist das Gegenstück zur Übertragung des Patienten auf den Helfer.

Übertragung und Gegenübertragung

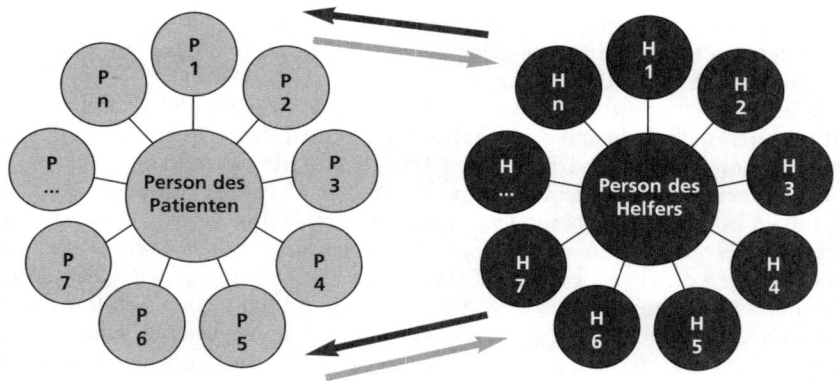

Abb. 13: In der Beziehung zwischen Patient und Helfer kommt es nicht selten zur Übertragung bzw. Gegenübertragung von Gefühlen, die nicht der Person, sondern der Rolle gelten.

Fühlt sich der Helfer z. B. grundlos wütend oder ganz besonders liebevoll fürsorglich dem Patienten gegenüber, so lohnt es sich für ihn, seine Aufmerksamkeit darauf zu richten, ob der Patient das innere Bild eines besonders liebevoll fürsorglichen oder wütenden Gegenübers in sich trägt und auf den Helfer übertragen hat. Diese solchermaßen erlebten Gefühle des Helfers werden in der psychoanalytischen Theorie als Gegenübertragung bezeichnet.

> **Fassen wir noch einmal zusammen:** Übertragung wird in der psychoanalytischen Theorie beschrieben als ein unbewusster Vorgang, bei dem Gefühle, Einstellungen und Erwartungen, die der Patient seinen früheren Bezugspersonen, vor allem den Eltern, entgegengebracht hatte, nun mit dem Helfer verknüpft werden.
> Das Phänomen der Gegenübertragung hingegen beschreibt die Gefühlsreaktionen, die im Helfer durch die Übertragung des Patienten ausgelöst werden.

Sie sehen an dieser Stelle wiederum, wie notwendig ein hohes Maß an Selbsterkenntnis ist über die Vielschichtigkeit der eigenen Person und die Vielschichtigkeit der eigenen Reaktionsmuster, die Sie in der Rolle als Helfer erfahren. Neben der Tatsache, dass der Helfer Gegenübertragungsgefühle in sich wahrzunehmen vermag, können andererseits natürlich auch unbewusst eigene Projektionen und eigene Übertragungen auf den Patienten zusätzlich stattfinden. Diese Übertragungen des Helfers auf den Patienten werden nun ihrerseits zusätzliche Gegenübertragungen beim Patienten dem Helfer gegenüber auslösen.

Eigene Projektion und eigene Übertragung auf den Patienten erkennen zu können setzt voraus, dass ich mir der Vielschichtigkeit meiner eigenen Wünsche, Bedürfnisse und meiner eigenen Lebensgeschichte bewusst bin. Im Gegensatz zur Übertragung handelt es sich bei der Projektion um „Gefühle und Impulse, die ich mir nicht eingestehen mag, die nicht in mein Selbstbild passen, die ich dann übersensibel beim Anderen entdecke und nicht selten dann mit großer Heftigkeit bekämpfe." (Schulz von Thun 1994, S. 176). Hal und Sidra Stone geben in ihrem Buch „Du bist viele" eine Reihe von wertvollen Hinweisen zur kontinuierlichen Selbsterkenntnis im Alltag. Sie weisen darauf hin, wie nützlich es sein kann, auf all die Aspekte zu achten, die Sie an anderen Menschen als besonders angenehm, bewundernswert oder genau im Gegenteil als besonders unangenehm, bestrafenswert, ablehnungswürdig erleben.

Sie begegnen hier im Außen Anteilen Ihrer eigenen Person, die Sie in Ihr Selbstbild bis jetzt noch nicht integriert haben. Der Begriff des „Dis-owned Self", also des nicht zu mir als zugehörig erlebten Teils, beschreibt es treffend.

Wo immer Sie jemandem begegnen, den Sie als ganz besonders großartig empfinden oder als ganz besonders verachtenswert, lohnt es sich, einen genauen Blick auf diese Person zu werfen. Hier begegnen Sie möglicherweise Persönlichkeitsanteilen von sich, blinden Passagieren in Ihrem eigenen „Persönlichkeitsomnibus" (Comic 2, S. 19), die Sie sich bis jetzt noch nicht als zu Ihnen selbst zugehörig eingestanden haben, ja von deren Existenz Sie bislang keine Ahnung hatten. Um es mit Hermann Hesse zu sagen: „Wenn wir einen Menschen hassen, so hassen wir in seinem Bild etwas, was in uns selber sitzt. Was nicht in uns selber ist, das regt uns nicht auf." (Hermann Hesse, in: Demian; zitiert nach Schulz von Thun 1994, S. 176)

Projektion und Übertragung findet eben nicht nur vom Patienten auf den Helfer statt, die dieser dann in Form erlebter Gefühle als Gegenübertragung wahrnehmen kann, sondern beim unbewussten Helfer findet gleichermaßen Übertragung auf den Patienten statt. So kann auch der Patient in sich Gefühle wahrnehmen, die durch den Helfer ausgelöst wurden. Gegenübertragung von Seiten des Patienten auf den Helfer ist die Folge. Horlacher bezieht sich auf D. W. Winnicott 1987, wenn er die Elemente der Interaktionsdynamik zwischen Patienten und Helfer folgendermaßen beschreibt:

„Im Rahmen der Gegenübertragung des Helfers auf den Patienten kann es zu Liebes- und Hassgefühlen kommen, beides kann schwierig werden. Die Liebesbeziehung ist aber in der Helfer-Patienten-Beziehung immer durch eine hierarchische Beziehung überlagert. Dies ist, entwickelt sich das Liebesgefühl, für beide, für den Narzissmus des Patienten wie den des Helfers, schmeichelhaft.

[…]Die Hassreaktionen des Helfers auf den Patienten können zur Provokation von verbaler Beleidigung, Entwertung oder Verachtung führen. Die Gefahr besteht darin, dass der Helfer seinen Ärger und seine Hassgefühle verdrängt, respektive abwehrt, und damit diese Gefühle in der Beziehung zum Patienten nicht mehr nutzbar machen kann, oder sie gar ausagiert. Er beschimpft nun seinerseits den Patienten und entwertet ihn.

Viele schwierige Patienten scheinen eine Antenne dafür zu haben, dass manche Helfer narzisstische Probleme haben, und entsprechend stellt der Narzissmus des Therapeuten oft ein besonderes Ziel des Übertragungsangriffs des Patienten dar. Hängt die Selbstachtung des Helfers beispielsweise von seinen Heilungserfolgen ab, so wird der Patient wahrscheinlich genau diese Stelle angreifen. Dementsprechend können sich die ersten Angriffsziele des Patienten dann gegen die narzisstische Selbstüberschätzung des Helfers richten, gegen seine Erwartung, wie ein Magier das Heilungsrepertoire zu beherrschen.

Manche Helfer sind sich auch ihrer Provokationen nicht bewusst. Oft hat die Attacke des Patienten gegen den Helfer auch den Charakter des Tests der Beziehung, wie stabil sie ist. Der Helfer nimmt dann die Provokation persönlich und reagiert dementsprechend abweisend." (Horlacher 1999, S. 134–135)

Irvin D. Yalom merkt zum Phänomen der Übertragung zusätzlich an:

„Vergessen Sie nie, dass die Gefühle, die in der therapeutischen Situation zu

Tage treten, meistens mehr der Rolle als dem Menschen gelten: Deuten Sie die Bewunderung in der Übertragung nicht als Zeichen Ihrer persönlichen Unwiderstehlichkeit oder Attraktivität." (Yalom 2002, S. 209)

Schulz von Thun wiederum beschreibt ganz pragmatisch wie er damit umgeht, Übertragungen im Praxisalltag so gering wie möglich zu halten: „Wenn ich neue Menschen kennen lerne, versuche ich mich zu fragen, an wen sie mich erinnern. Indem ich mir solche Ähnlichkeiten bewusst mache, vermindere ich die allgegenwärtige Gefahr, die neue Beziehung mit alten ›unerledigten Geschäften‹ zu belasten. Ich bin dann in der Lage, eine Realitätsüberprüfung meiner unbewussten Phantasien vorzunehmen und unter Umständen festzustellen: Er sieht zwar aus wie mein Bruder, aber er ist doch ein ganz anderer." (Schulz von Thun 1994, S. 177)

> Wir sehen also, das „Spiel" der Personen erfordert ein hohes Maß an Bewusstheit. Insbesondere der allgegenwärtige Prozess der Projektion, der Übertragung und der Gegenübertragung.

Jeder Helfer steht im Kontakt mit seinen Patienten somit vor der Herausforderung diesen Klärungsprozess in sich sehr rasch zu durchlaufen:

- Was sind die **Projektionen des Patienten** auf mich?
- Was sind die **Übertragungen des Patienten** auf mich?
- Was sind die **Reaktionen des Patienten** auf meine Übertragungen auf ihn?*

Und:

- Was sind **meine Projektionen** auf den Patienten?
- Was sind **meine Übertragungen** auf den Patienten?
- Was sind **meine Reaktionen** auf die Übertragungen des Patienten auf mich?*

Jeder Helfer sollte diese drei Arten der emotionalen Reaktion des Patienten erkennen und voneinander unterscheiden können.

- Die Projektion des Patienten auf den Helfer kann erkannt werden mit der Frage: „Was sieht der Patient im Helfer, was er bei sich selbst ablehnt?"
- Die Übertragung des Patienten auf den Helfer kann erkannt werden mit der Frage: „Welche bedeutsame Person aus seiner Biographie sieht der Patient im Helfer, welche Person soll der Helfer in seinem Leben spielen? Wie lautet sein unbewusstes Übertragungsangebot?"
- Die Gegenübertragung des Patienten auf die Übertragungen des Helfers auf ihn kann erkannt werden mit der Frage: „Welche Gefühle und Reaktionen des Patienten auf den Helfer werden durch die Übertragung des Helfers auf ihn ausgelöst, durch die ihm entgegengebrachten Gefühle, die aus der Biographie des Helfers stammen?"

Und natürlich genauso wichtig: Jeder Helfer sollte diese drei Arten seiner eigenen emotionalen Reaktion auf den Patienten erkennen und voneinander unterscheiden können. ➝

*) = Gegenübertragung

> - Die eigene Projektion kann erkannt werden mit der Frage: „Was sehe ich im Patienten, was ich in mir selbst ablehne?"
> - Die eigene Übertragung kann erkannt werden mit der Frage: „Welche bedeutsame Person aus meiner eigenen Biographie sehe ich im Patienten, welche Person soll der Patient in meinem Leben spielen? Wie lautet mein unbewusstes Übertragungsangebot an ihn?"
> - Die eigene Gegenübertragung auf die Übertragungen des Patienten kann erkannt werden mit der Frage: „Welche Gefühle und Reaktionen löst der Patient in mir aus, durch seine Übertragung, durch seine mir entgegengebrachten Gefühle, die aus seiner Biographie stammen?"
>
> Bringen wir diese Voraussetzung eigener Bewusstheit als Grundlage in den Kontakt mit dem Patienten mit ein, dann wird der Prozess der Projektion, der Übertragung und der Gegenübertragung unsere Effektivität in der Arbeit mit unseren Patienten nicht nur nicht stören, sondern ungemein bereichern.

Lassen wir hierzu abschließend den Altmeister der Psychoanalyse, Sigmund Freud, persönlich zu Wort kommen. In einer seiner Vorlesungen zur Einführung in die Psychoanalyse, die er von 1915–1917 vor Hörern aller Fakultäten der Universität Wien hielt, mahnte er: „Es ist ausgeschlossen, dass wir den aus der Übertragung folgenden Forderungen des Patienten nachgeben, es wäre widersinnig, sie unfreundlich oder gar entrüstet abzuweisen; wir überwinden die Übertragung, indem wir dem Kranken nachweisen, dass seine Gefühle nicht aus der gegenwärtigen Situation stammen und nicht der Person des Arztes gelten, sondern dass sie wiederholen, was bei ihm bereits früher einmal vorgefallen ist. Auf solche Weise nötigen wir ihn, seine Wiederholung in Erinnerung zu verwandeln. Dann wird die Übertragung, die, ob zärtlich oder feindselig, in jedem Falle die stärkste Bedrohung der Kur zu bedeuten schien, zum besten Werkzeug derselben, mit dessen Hilfe sich die verschlossensten Fächer des Seelenlebens eröffnen lassen." (Freud 1971, S. 427)

Übertragung und Gegenübertragung

Übung 12

Die Projektionen Ihrer Patienten entdecken lernen

Achten Sie in den nächsten Tagen in Ihrem Praxis-Alltag darauf, auf welche Teilpersönlichkeiten von Ihnen einzelne Patienten besonders ablehnend reagieren und auf welche Teilpersönlichkeiten von Ihnen einzelne Patienten ganz besonders begeistert reagieren.

Eine besonders starke innere Abneigung mir gegenüber habe ich diese Woche erlebt gegenüber folgenden Teilpersönlichkeiten in mir:

_____

_____

_____

Erkennen Sie die von diesem Patienten bei sich selbst ungeliebten und abgelehnten Teilpersönlichkeiten, die er auf Sie projiziert?

○ Nein

○ Ja, und zwar _____

Eine besonders starke Bewunderung mir gegenüber habe ich diese Woche erlebt gegenüber folgenden Teilpersönlichkeiten in mir:

_____

_____

_____

Erkennen Sie die von diesem Patienten bei sich selbst geliebten oder ersehnten Teilpersönlichkeiten, die er auf Sie projiziert?

○ Nein

○ Ja, und zwar _____

Übung 13

Die Übertragungen Ihrer Patienten entdecken lernen

Welche bedeutsame Person aus seiner Biographie sieht der Patient in Ihnen, welche Person sollen Sie in seinem Leben spielen?

Erkennen Sie das von dem jeweiligen Patienten an Sie gerichtete Übertragungsangebot?

○ Nein

○ Ja, der Patient sieht in mir: _____

_____

_____

Übung 14

Die Gegenübertragungen Ihrer Patienten entdecken lernen

Die Gegenübertragung des Patienten auf Ihre eigene Übertragung auf ihn kann erkannt werden mit der Frage:

„Welche Gefühle und Reaktionen des Patienten auf mich werden durch meine Übertragung auf ihn ausgelöst, durch die ihm von mir entgegengebrachten Gefühle, die aus meiner eigenen Biographie stammen?"

Erkennen Sie die von dem jeweiligen Patienten unbewusste oder bewusste Reaktion auf das von Ihnen an ihn gerichtete Übertragungsangebot?

○ Nein

○ Ja, und zwar verhält sich der Patient mir gegenüber besonders _____

_____

_____

Übung 15

Ihre eigenen Projektionen entdecken lernen

Achten Sie in den nächsten Tagen in Ihrem Alltag darauf, auf welche Arten von Patienten Sie besonders ablehnend reagieren und auf welche Patienten Sie ganz besonders begeistert reagieren.

Eine besonders starke innere Abneigung habe ich diese Woche erlebt gegenüber:

1. _____
2. _____
3. _____

Erkennen Sie ungeliebte und abgelehnte Teilpersönlichkeiten von sich selbst?

○ Nein

○ Ja, und zwar _____

Besonders bewundert habe ich diese Woche:

1. _____
2. _____
3. _____

Erkennen Sie geliebte oder ersehnte Teilpersönlichkeiten von sich selbst?

○ Nein

○ Ja, und zwar _____

Übertragung und Gegenübertragung

Übung 16

Ihre eigenen Übertragungen entdecken lernen

Achten Sie in den nächsten Tagen in Ihrem Alltag darauf, auf welche Arten von Patienten Sie besonders ablehnend reagieren und auf welche Patienten Sie ganz besonders begeistert reagieren.

Welche bedeutsamen Personen aus Ihrer eigenen Biographie sehen Sie in Ihren Patienten, welche Personen sollen sie in Ihrem Leben spielen?

Erkennen Sie das von Ihnen an den jeweiligen Patienten gerichtete Übertragungsangebot?

○ Nein

○ Ja, und zwar sehe ich

in dem Patienten 1 _____

in dem Patienten 2 _____

in dem Patienten 3 _____

in dem Patienten 4 _____

in dem Patienten 5 _____

in dem Patienten 6 _____

Übung 17

Ihre eigenen Gegenübertragungen entdecken lernen

Die Gegenübertragung auf die Übertragung des Patienten auf Sie kann erkannt werden mit der Frage:

„Welche Gefühle und Reaktionen in mir werden durch seine Übertragung auf mich ausgelöst, durch die von ihm mir entgegengebrachten Gefühle, die aus seiner Biographie stammen?"

Erkennen Sie die von Ihnen dem jeweiligen Patienten gegenüber gezeigte unbewusste oder bewusste Reaktion auf das von ihm an Sie gerichtete Übertragungsangebot?

○ Nein

○ Ja, und zwar verhalte ich mich dem Patienten gegenüber besonders _____

_____

_____

Übung 18

Ihre schwierigen Patienten schnell mit Bewusstheit wahrnehmen lernen

Die Kurztechnik, gegenüber Ihren schwierigsten Patienten so schnell wie möglich emotionale Klarheit zu erlangen, besteht darin, sich folgende zwei Fragen zu stellen:

Erstens: **An wen erinnert der Patient mich?**
Zweitens: **Was empfinde ich** diesem Patienten gegenüber?

Überlegen Sie bezüglich Ihrer schwierigen Patienten, an wen Sie diese Patienten erinnern:

Patient 1: Herr/Frau _____ erinnert mich an _____

Ihm/Ihr gegenüber empfinde ich vor allem _____

_____

Patient 2: Herr/Frau _____ erinnert mich an _____

Ihm/Ihr gegenüber empfinde ich vor allem _____

_____

Patient 3: Herr/Frau _____ erinnert mich an _____

Ihm/Ihr gegenüber empfinde ich vor allem _____

_____

Nachdem wir uns nun den Prozess der Übertragung und Gegenübertragung bewusst gemacht haben, wollen wir unsere Aufmerksamkeit weiteren schwierigkeitsreduzierenden Grundlagen hilfreicher Interaktionen und Gespräche mit Patienten zuwenden. Was hat sich als hilfreich dabei erwiesen, Schwierigkeiten in der Interaktion zwischen Patient und Helfer zu vermeiden, bevor sie eingetreten sind?

3.3 Grundlagen hilfreicher Begegnungen mit Patienten

Seit Carl Rogers, bestätigt durch viele nachfolgende Wirkanalysen unterschiedlicher Therapieschulen, steht außer Zweifel, dass die Grundlage hilfreicher Gespräche mit drei Basisvariablen zu beschreiben ist.
1. Empathie: Einfühlendes, nicht wertendes Verstehen
2. Akzeptanz: Wertschätzung
3. Kongruenz: Echtheit

Schauen wir uns diese bedeutsamen Grundlagen hilfreicher Gespräche mit Patienten im Einzelnen an.

3.3.1 Empathie: Einfühlendes, nicht wertendes Verstehen

Empathie ist kein Mitleiden, sondern Mitgefühl mit dem Gesprächspartner und dessen Schwierigkeiten – es ist ein Verstehen seiner inneren Erlebniswelt ohne ihn lenken, belehren, interpretieren oder ermahnen zu wollen. (Tausch u. Tausch 1990, S. 34 u. S. 49)

Reinhard und Anne-Marie Tausch zeigen in ihrem Buch „Gesprächspsychotherapie" die wichtigsten Kriterien für vollständiges, einfühlendes Verstehen auf. Die Essenz dieser Dimension besteht darin, dass eine helfende Person einfühlend und nicht wertend die innere Welt eines anderen versteht und ihn dies erfahren lässt.

Auf einer Skala von eins bis fünf werden wichtige Teilaspekte der Empathie aufgezeigt. Stufe eins bedeutet dabei kein einfühlendes, sondern ein wertendes Verstehen der inneren Welt des anderen und Stufe fünf ein vollständiges, einfühlendes, nicht wertendes Verstehen. Folgende wichtigen Aspekte der Empathie werden benannt:

- Eine Person erfasst vollständig die vom anderen geäußerten, gefühlsmäßigen Erlebnisinhalte und gefühlten Bedeutungen.
- Sie wird gewahr, was die Äußerungen oder das Verhalten für das Selbst des anderen bedeuten.
- Sie versteht den anderen so, wie dieser sich im Augenblick selbst sieht.
- Sie teilt dem anderen das mit, was sie von seiner inneren Welt verstanden hat.
- Sie hilft dem anderen, die von ihm gefühlte Bedeutung dessen zu sehen, was er geäußert hat.
- Sie ist dem anderen in dem nahe, was dieser fühlt, denkt und sagt.

- Sie zeigt in ihren Äußerungen und ihrem Verhalten das Ausmaß an, inwieweit sie die Welt des anderen mit seinen Augen sieht.
- Sie drückt die vom anderen gefühlten Inhalte und Bedeutungen in tief greifenderer Weise aus, als dieser es selbst konnte.
- Ihre Handlungen und Maßnahmen sind dem persönlichen Erleben des anderen angemessen.
(Tausch u. Tausch 1990, S. 35)

Die aufgezeigten Kriterien machen deutlich, dass es bei diesen Grundlagen hilfreicher Gespräche nicht um ein mechanisch-technisches Einüben von Kommunikationsfertigkeiten geht, sondern um die Bereitschaft, sich dem Patienten tatsächlich zuzuwenden, ihn wahrzunehmen, ihn in so vielen Dimensionen wie möglich erfassen zu wollen.

Rainer Sachse ist Professor für Psychologische Psychotherapie an der Ruhr-Universität Bochum. In seinen Vorlesungen und Büchern weist er immer wieder darauf hin, wie wichtig empathisches Verhalten des Helfers für den Patienten ist. Seiner Beobachtung nach führt empathisches Verhalten des Helfers dazu,

„... dass der Klient sich beim Therapeuten aufgehoben und angenommen fühlt.
... dass der Klient sieht, dass der Therapeut sich auf ihn einstellen kann;
... dass der Klient dem Therapeuten vertraut.

Dies schafft in sehr hohem Maße ›Beziehungskredit‹, d.h. der Therapeut erhält vom Klienten einen ›Vertrauensbonus‹, mit dem er arbeiten kann." (Sachse 2003, S. 35)

> Ein Helfer, der dem Patienten empathisch begegnen kann, wird mit sehr hoher Wahrscheinlichkeit viel weniger Patienten als schwierige Patienten erleben.

3.3.2 Akzeptanz: Wertschätzung

Akzeptanz des anderen, Akzeptanz seiner Person, bei aller kritischen Haltung gegenüber seinen Gedanken und Meinungen. Die Dimension Wertschätzung an der Basis hilfreicher Begegnungen mit Patienten beinhaltet im Wesentlichen die Grundhaltung Achten – Wärme – Sorgen. Die wichtigsten Kennfragen hierbei sind:

- Achte ich den Gesprächspartner als Person?
- Fühle ich wirklich Wärme und Anteilnahme ihm gegenüber?
- Kann ich ihn in seinem Fühlen und in seiner inneren Welt voll annehmen?
- Bin ich ihm wirklich sorgend zugewandt?

Achten – Wärme – Sorgen einer helfenden Person gegenüber einem anderen lässt sich nach R. und A.-M. Tausch wiederum auf einer Stufenskala von eins bis fünf erfassen, wobei Stufe eins die schwächste Ausprägung und Stufe fünf die stärkste Ausprägung darstellt.

Die wichtigen Dimensionen der Wertschätzung sind:

- Eine Person empfindet Achtung und Wertschätzung für den anderen, sie akzeptiert seine Art des Fühlens und Erlebens, auch wenn diese gegensätzlich zu ihren eigenen Wertmaßstäben ist.

- Sie nimmt Anteil an ihm, sie beachtet ihn, lässt ihn gelten, erkennt ihn an, sie lässt ihn erfahren, dass er willkommen ist, sie ist ihm zugeneigt.
- Sie geht mit ihm freundlich, herzlich um, sie ist nachsichtig ihm gegenüber.
- Sie behandelt ihn rücksichtsvoll, liebevoll, sie ist sorgend um ihn bemüht.
- Sie ermutigt ihn, sie behandelt ihn wohlwollend.
- Sie vertraut ihm.
- Sie hält zu ihm.
- Sie steht ihm bei.
- Sie beschützt ihn, sie umsorgt ihn, sie hilft ihm, sie tröstet ihn – sie sorgt dafür, dass er sich wohl fühlt.
- Sie ist ihm nahe, sie öffnet sich ihm gegenüber, gibt Persönliches von sich preis. (Tausch u.Tausch 1990, S. 69)

Einer meiner Freunde erzählte mir, dass er während seiner Ausbildung zum wissenschaftlichen Gesprächspsychotherapeuten bei dem Ehepaar Tausch nie das Gefühl hatte, eine wissenschaftlich-technische Ausbildung zu erhalten. „Nach jeder Ausbildungssitzung hatte ich das Gefühl, mein Mitgefühl und meine Wahrnehmungsfähigkeit für mich selbst und für andere Menschen wieder ein Stück weiter entwickelt zu haben. Ich hatte oft durch die erfahrene Wertschätzung meiner selbst danach das Gefühl, mir selbst und anderen wieder ein besserer Freund sein zu können."

In Bezug auf die Haltung der Akzeptanz stellt Professor Sachse besonders heraus: „Der Therapeut muss keineswegs alles gut finden, was der Klient sagt; das Entscheidende ist, dass er es gar nicht findet, d.h. dass er es weder positiv noch negativ wertet. ... diese ›Bewertungsabstinenz‹ ist die Voraussetzung dafür, dass der Klient sich ohne Angst vor Ablehnung öffnen kann, und ist die Voraussetzung dafür, dass der Therapeut dem Klienten gegenüber neutral bleiben kann. Macht ein Klient dagegen die Erfahrung, dass seine Inhalte oder seine Person negativ bewertet werden, dann ›macht er dicht‹, rechtfertigt sich, zensiert seine Inhalte u.ä." (Sachse 2003, S. 36)

> Mit anderen Worten, wenn Sie den Patienten negativ bewerten, ist die Wahrscheinlichkeit groß, dass der Patient durch Ihre negative Bewertung zum schwierigen Patienten für Sie wird.
> Spürt der Patient jedoch, dass er als Person geachtet und wertgeschätzt wird, ist die Wahrscheinlichkeit, dass er als schwieriger Patient agiert, wesentlich geringer.

3.3.3 Kongruenz: Echtheit

Kongruenz bedeutet: Sei Du selbst, auch in der Rolle des Helfers. Denny Yuson-Sánchez formulierte es in einem Seminar zur Therapeutenausbildung einmal so: „Wenn du versuchst, Therapie zu machen, wie ich es mache, wirst du schlechte Therapie machen. Wenn du versuchst, wie ich zu reden und versuchst, dich so zu bewegen wie ich und genau das zu tun, was ich tue, wirst du niemandem helfen können. Sei einfach du selbst."

Fasst man die wichtigsten Aussagen des Ehepaares Tausch zum Thema Echtsein zusammen, so ergibt sich folgendes Bild:

- Ich verstecke mich nicht hinter einer Fassade.
- Ich zeige meine Unzulänglichkeit und zeige, dass ich eine Menge Fehler mache.
- Der Patient kann spüren, dass er es mit der Person selbst zu tun hat und nicht mit einer höflichen oder beruflichen Fassade.

Auch hier gibt das Ehepaar Tausch auf einer Stufenskala von eins, minimaler Ausprägung, und fünf, deutlicher Ausprägung, die Möglichkeit, sein eigenes Echtsein als helfende Person selbst einzustufen oder von anderen einstufen zu lassen. Die hierbei wichtigsten Dimensionen von Echtsein – ohne Fassade sein – werden benannt mit:

- Die Äußerungen einer Person entsprechen ihrem Fühlen und Denken.
- Sie gibt sich so, wie sie wirklich ist.
- Sie verhält sich ungekünstelt, natürlich, spielt keine Rolle.
- Sie ist ohne professionelles, routinemäßiges Gehabe.
- Sie ist sie selbst, sie lebt ohne Fassade und Panzer.
- Sie verhält sich in individueller, origineller, vielfältiger Weise.
- Sie ist vertraut mit dem, was in ihr vorgeht und setzt sich damit auseinander.
- Sie ist aufrichtig und heuchelt nicht.
- Sie ist ehrlich sich selbst gegenüber, macht sich nichts vor, ist bereit, das zu sein, was sie ist.
- Sie offenbart sich anderen und gibt sich mit ihrem Ich zu erkennen, sie verleugnet sich nicht.
- Sie ist durchschaubar.
- Sie drückt tiefe, gefühlsmäßige Erlebnisse aus.

(Tausch u. Tausch 1990, S. 88)

In Bezug auf die Dimension Kongruenz/Echtheit betont Rainer Sachse darüber hinaus für den Praxisalltag die Notwendigkeit, dass Helfer „viele kurze (!) Meta-Statements machen, in denen sie erläutern, was das Ziel ihres Handelns ist, was sie jetzt tun, warum sie es für sinnvoll halten." (Sachse 2003, S. 36)

Sachse meint, dass ein Klient, der solche Statements erhält, erfährt

„ ... dass in der Therapie nichts passiert, was er nicht verstehen kann bzw. was er nicht akzeptiert; ...
... dass der Therapeut den Klienten ernst nimmt;
... dass der Therapeut den Klienten nicht manipuliert;
... dass der Therapeut auf Kooperation des Klienten Wert legt.

Auch diese Botschaften schaffen Beziehungskredit." (Sachse 2003, S. 36)

Mir persönlich erscheint das Ausmaß der Echtheit, mit der wir dem Patienten gegenübertreten, am meisten dazu beizutragen, dass die Interaktionen mit unseren Patienten harmonisch und für beide Seiten befriedigend verlaufen. Das gilt vor allem dann, wenn Sie mutig genug sind, Ihre eigenen Grenzen und Verständnisprobleme im Gespräch mit dem Patienten offen zu legen. Dies wiederum setzt voraus, dass Sie selbst mitbekommen, was sich in Ihnen regt, was Sie gerade fühlen und denken und dass Sie wirklich bereit sind, es nach außen hin sichtbar werden zu lassen. Sich selbst zu zeigen, heißt kongruent zu sein in der Begegnung mit dem Patienten. Rogers formuliert schon 1958: „Sobald sich der Helfer um mehr Kongruenz bemüht, hilft er dem Patienten, seinerseits Gefühle zuzulassen und ebenfalls echt zu werden." (Rogers 1958, S. 12)

Gelso und Mitarbeiter gehen sogar so weit, zu sagen, dass von Echtheit geprägte Beziehungen – sie nennen sie reale Beziehungen – nicht von Übertragung und Gegenübertragung verzerrt werden (Gelso et al. 1994). Ist die Beziehung zum Patienten jedoch nicht mehr unter dem verzerrenden Einfluss von Übertragung und Gegenübertragung, so ist sie auch weniger schwierig. Echtheit hilft somit dabei, viele Schwierigkeiten zu vermeiden, bevor sie eintreten.

Gleichzeitig gilt es jedoch, sich bewusst zu bleiben, dass auch die Medizin, die Sie als die Person darstellen, die Sie selbst sind und die für den Patienten sehr hilfreich und heilend sein kann, den gleichen Regeln unterliegt wie pflanzliche oder pharmazeutische Medizin. Die alte Regel von Paracelsus gilt auch für Echtheit, Kongruenz, Offenheit, Authentizität: „Die Menge macht das Gift!"

> Ob die Interaktion mit dem Patienten durch Sie schwierig oder hilfreich für ihn wird, hängt nicht zuletzt auch davon ab, wie bewusst Sie mit Ihrer Authentizität als Helfer umgehen.

Friedemann Schulz von Thun zitiert hierzu Ruth Cohn, die den Begriff der „selektiven Authentizität" geprägt hat, also der Authentizität, die bewusst gewählt wird:
„Zur Authentizität gehört – erst einmal – zweierlei: Das eine ist, mir möglichst klar zu werden über meine eigenen Gefühle, Motivationen und Gedanken, mir also sozusagen nichts vorzumachen. Das andere ist, das, was ich sagen will, ganz klar auszusprechen. Zur Klarheit gehört, dass ich es so sage, dass es beim anderen ankommen kann. Der andere hat ja ein ›Empfangsgerät‹, das möglicherweise nicht auf mich eingestellt ist, auf das, was ich sende und wie ich es sende. Ich muss also versuchen, mir vorzustellen, wie das, was in mir vorgeht, vom anderen gehört wird. Ich habe einmal formuliert: ›Nicht alles, was echt ist, will ich sagen, doch was ich sage, soll echt sein.‹

›Für mich ist Offenheit nicht etwas, das von Anfang an zwischen Menschen möglich ist, sondern etwas, das vorsichtig erworben und gelernt werden muss. Das kann man nicht sofort und mit Gewalt.‹

Ich glaube allerdings, dass sogar in der allerbesten Beziehung immer noch verschlossene Bereiche übrig bleiben. Ich kann mir keine Beziehung vorstellen, in der totale Offenheit zu jeder Zeit möglich und zu ertragen ist. Ich unterscheide deshalb zwischen optimaler und maximaler Authentizität. Die Richtlinie ist: Das, was sich an persönlicher Erfahrung im Inneren ereignet, mit optimaler innerer Ehrlichkeit und kommunikativer Klarheit – also authentisch – dem Partner mitzuteilen. Optimale Authentizität hat immer selektiven Charakter; maximale, das heißt absolute Aufrichtigkeit kann zerstören. Ich glaube, dass absolute Offenheit ein Aberwitz ist. Andererseits hat unsere Zivilisation eine lange Zeit destruktiver Verschwiegenheit und Heuchelei auszugleichen. Ich glaube daher, dass mit der Offenheit-um-jeden-Preis-Bewegung das Pendel in die Gegenrichtung ausschlägt. Auch hier bedarf es dynamischer Balance – zwischen Scheinheiligkeit und Rücksichtslosigkeit. Oder positiv gesagt: zwischen gutem Schweigen und guter Kommunikation." (Aus einem Interview mit Ruth Cohn 1979, in Schulz von Thun 1994, S. 120–121)

Als zusätzlich wichtige Information weist uns Sachse noch darauf hin, dass Helfer nicht nur über diese drei beschriebenen Basisvariablen eine therapeutische Allianz aufbauen, er meint erweiternd: „Sie fördern die Allianz auch dadurch, dass Sie sich als kompetent erweisen. Die Vermittlung von Kompetenz dient vor allem

zur Etablierung einer „Besserungserwartung" beim Klienten (vgl. Grawe 1998, S. 25 ff.).
Dies tun Sie z. B. dadurch, indem Sie

- es schaffen, einen Teil der Erwartungen des Klienten (zunächst einmal) zu erfüllen;
- dem Klienten den Eindruck vermitteln, dass Sie wissen, „wo's lang geht";
- deutlich Ihren Anteil an der Prozessverantwortung übernehmen;
- dem Klienten Strategien anbieten, die er als nachvollziehbar und als hilfreich empfindet;
- in der Lage sind, Fragen des Klienten kompetent zu beantworten und dem Klienten kurz und verständlich erläutern können, was Psychotherapie (bzw. Ihre Therapie – Anmerkung d. Verf.) ist, kann und tut;
- positive Erfolgserwartungen beim Klienten induzieren.

Therapeuten bauen auch dadurch Kompetenzeinschätzungen beim Klienten auf, dass sie es schaffen, beim Klienten Hoffnung auf Besserung zu erwecken, dem Klienten in Aussicht zu stellen, dass sich sein Zustand durch Therapie verbessern wird. Diese Erwartungsinduktion sollte allerdings von der Größenordnung und von der Dauer der Prozesse her realistisch sein, und sie sollte auch betonen, dass die Mitarbeit des Klienten von Nutzen ist. (Sachse 2003, S. 37)

Ich möchte das Kapitel über die Grundlagen hilfreicher Begegnungen mit Patienten zusammenfassend abschließen mit den treffenden Worten meiner Münchner Kollegin Dr. Eleonore Höfner: „Ich bin inzwischen auch überzeugt, dass alle wirksamen Methoden der zwischenmenschlichen Beeinflussung im Kern übereinstimmen: Sie erfordern vom Therapeuten eine freundliche Selbst-Relativierung und eine wohlwollende Grundhaltung dem Klienten gegenüber, verbunden mit dem festen Glauben, dass jeder Klient sich zum Positiven verändern kann, wenn er sich ändern will." (Höfner 2004, S. 2)

4 Rezeptsammlung – das Beste aus Theorie und Praxis

4.1 Die Telefonanlage oder: Weshalb Manuel die wichtigsten Vorbehalte gegen Rezepte nie erfuhr

Heute Morgen habe ich mit meinem Neffen Manuel telefoniert, um mich nach seinen Geburtstagswünschen zu erkundigen. Im Verlauf des heiteren Gesprächs fragte er mich natürlich auch, womit ich mich in diesen Tagen beschäftige. Seine erste Reaktion auf die Information, dass ich schon seit Monaten an einem Buch über den schwierigen Patienten schreibe, war: „Und schreibst Du da auch richtige Rezepte hinein, wie die Menschen, die mit Patienten arbeiten, es besser machen können?"

Ich musste lächeln. Die alte Frage nach dem einzig richtigen Rezept. Ich wollte gerade tief Luft holen, um ihm einen Vortrag über die Komplexität des Themas zu halten, als die Verbindung unterbrochen wurde. Irgendein technischer Defekt in der Telefonanlage. Pause. Ständiges Besetztzeichen. Faxsignalgeräusche.

In meinem Kopf tauchten Sätze aus Vorlesungen während meiner Studienzeit in Heidelberg auf. Auf der Suche nach den richtigen Worten für meinen Neffen, die die Notwendigkeit betonen sollten, eine differenzierte Sichtweise einzunehmen bei so komplexen Vorgängen wie der Kommunikation und Interaktion zwischen Patient und Helfer, hörte ich innerlich Professor Weinert dozieren: „Denken Sie stets auch an intra- und interindividuelle Differenzen."

Ich weiß noch, wie ich damals innerlich für mich selbst übersetzte: „Aha, also es gibt Unterschiede innerhalb ein und derselben Person, je nachdem wie sie geschlafen hat, wo sie sich gerade befindet, mit wem sie gerade Kontakt hat, ob sie gerade Erfolg oder Misserfolg erlebt hat, ob es gerade Morgen oder Abend ist und ob ich dieselbe Person im Alter von 10, 20 oder 50 Jahren treffe.

Ja, und das Wort interindividuell versteht sich von selbst. Es ist klar, dass es Unterschiede zwischen verschiedenen Personen gibt in Bezug auf die Ausprägung verschiedener Persönlichkeitsmerkmale, Verhaltensweisen, Gedanken und Gefühle in ein und derselben Situation."

Ich dachte, es wäre ein guter Ansatz, Manuels Wunsch nach einfachen Rezepten für Helfer im Umgang mit Patienten begründet zurückzuweisen, indem ich ihm etwas über intra- und interindividuelle Unterschiede bei Patienten und Helfern erzählen würde.

Die Leitung blieb weiterhin besetzt.

Rainer Bastine, zu meiner Studienzeit Professor für klinische Psychologie am Psychologischen Institut der Universität Heidelberg, meldete sich in mir zu Wort: „Am besten lesen Sie bei Kiesler nach, wenn Sie der Versuchung erliegen, sich frustriert zu fühlen, weil eine von Ihnen hervorragend zum Einsatz gebrachte psychologische Intervention nicht den gewünschten therapeutischen Effekt erzielt und Ihr Patient, für Sie als Helfer nicht nachvollziehbar, damit unzufrieden ist."

Kiesler eröffnete uns Praktikern in der Anwendung von therapeutischen Interventionen einen weiten Blick auf das Feld der Komplexität der Wechselwirkungen zwischen Patient und Helfer. Bei der Frage, wie erfolgreich ein bestimmtes Vorgehen bei einem bestimmten Patienten wohl sein werde, lautete Kieslers Gegenfrage: „Welcher Patient wird zu welchem Zeitpunkt, mit welchem Problem, von welchem Therapeuten, mit welcher Vorgehensweise, mit welcher Technik, an welchem Ort und unter welchen Umständen behandelt?" Wow, was für ein Satz, dachte ich damals. Ich versuchte so viele Kombinationen wie möglich in meiner Vorstellung entstehen zu lassen.

- Welcher Patient?
„Klar", dachte ich, „ist es ein Unterschied, ob der Patient jung oder alt ist, die deutsche Sprache beherrscht oder nur teilweise, ob er Frau oder Mann ist, Arbeit hat oder nicht, sein Geld mit schwerer körperlicher Arbeit verdient oder am Schreibtisch, alleine lebt, eine Familie hat ..." Ich schaute zum Fenster hinaus auf die Heidelberger Hauptstraße. Ein dichter Strom von Menschen, japanische Touristen, Amerikaner, eine italienische Reisegruppe, Schüler, Hausfrauen mit kleinen Kindern, Studenten, Geschäftsleute und ein kleiner Trupp trommelnder Bettelmönche der Hare-Krishna-Bewegung, die mit ihrem von Zimbeln begleiteten monotonen Gesang die Vorlesung mit Tönen aus einer ganz anderen Weltsicht untermalen: „Hare Krishna, Hare Krishna, Krishna, Krishna, Hare, Hare ..." Ja, welcher Patient also?

- Zu welchem Zeitpunkt?
„Hm", dachte ich, „stimmt schon, es macht einen Unterschied, ob jemand vor mir sitzt, dessen Vater gestern gestorben ist, der gestern von einem geliebten Menschen verlassen wurde, der gestern die Kündigung, gestern die Nachricht über einen vorliegenden Krebsbefund erhalten hat oder ob er mir berichtet, dass all das schon 15 Jahre zurückliegt."

- Mit welchem Problem?
Das verstand sich für mich von selbst: Trauer ist ein anderes Problem als Angst. Der Verlust eines Beines eine andere Ausgangssituation als eine Essstörung.

- Welcher Therapeut?
„Na ja", ging es mir durch den Kopf, „ich kann mir schon vorstellen, dass mancher Patient denkt: ›Aber ich will von einem erfahrenen Therapeuten behandelt werden. Der sieht ja so jung aus!‹" Kiesler sah das meiner Meinung nach ganz richtig. Für viele Patienten spielt es eine bedeutende Rolle, welchen Therapeuten sie vorfinden: Frau oder Mann, jung oder alt, ihm attraktiv oder unattraktiv erscheinend, freundlich zugewandt oder abweisend kalt, von gleicher Nationalität und gleichem Dialekt oder davon verschieden.

- Mit welcher Technik?
„Viele Wege führen nach Rom", dachte ich, „doch aus der Vielfalt der jeweils infrage kommenden Vorgehensweisen kann jeder Helfer sowieso nur mit denjenigen Verfahrensweisen arbeiten, die er selbst erlernt hat. Jeder Helfer wird vorhersagbar immer einige Techniken haben, die ihm besonders leicht von der Hand gehen, von denen er selbst am meisten überzeugt ist, unabhängig von objektiv vorliegenden Untersuchungen bezüglich der Effektivität einzelner Vorgehensweisen für bestimmte Problembereiche."

- An welchem Ort?
  Findet die Behandlung zu Hause statt, in der ambulanten Praxis, in einer Beratungsstelle, stationär? Ist der Ort der Behandlung abgeschirmt vor Störungen? Findet zum Beispiel die Konfrontationstherapie bei Höhenangst auf einem einsamen Aussichtsturm mitten im Frankenwald statt oder auf dem belebten Ulmer Münster? Wird der diabetische Fuß des Patienten im Untersuchungszimmer neu verbunden oder im Patientenzimmer, während ein anderer Patient am Tisch sitzt, die Bildzeitung liest und ständig neugierig herüberschaut?

- Unter welchen Umständen?
  Damals hatte ich die Ausführungen über die Situation des Patienten und die Situation des Helfers natürlich noch nicht geschrieben, aber innerlich wohl im Telegrammstil für mich schon ausformuliert: „Ah ja, situative Faktoren: Zeitdruck, finanzielle Aspekte, institutionelle Gepflogenheiten, Freiheiten, Zwänge." Die bei uns Studenten in den 1970er-Jahren beliebteste Frage war mir im Hinterkopf selbstverständlich auch präsent: „Man muss doch mal fragen, wer hier eigentlich das Hauptinteresse an dieser Behandlung hat!?"

Als ich erneut versuchte, Manuel anzurufen, war schon einige Zeit verstrichen, in der ich meinen Gedanken innerlich nachgegangen war. Meine Schwester nahm diesmal den Hörer ab und so wandte sich das Gespräch auf den gestrigen Geburtstag meiner 82-jährigen Tante Trudel, die wir alle liebevoll TT nennen. Nein, das richtige Helferverhalten ist nicht auf Rezept zu haben. Richtiges, angemessenes Verhalten ist in jeder Situation etwas anderes. Mit jedem Patienten, zu jedem Zeitpunkt eine eigene, hilfreiche Begegnung, die für Patient und Helfer in sich stimmig sein sollte. Jeder Helfer ist dabei grundlegend sein eigener Experte. Aus den Besonderheiten der Situation, den Besonderheiten seiner eigenen Verfassung und der jeweiligen Verfassung des Patienten das angemessene Verhalten abzuleiten, ist dabei die Kunst.

Meine beste Freundin Tina hat ihre eigene Sprache dafür entwickelt: „Wenn Du auf dem Strahl bist, ist es kein Problem. Falls nicht, ist guter Rat teuer. Dann kannst Du tun was Du willst, es wird auf jeden Fall wenig fruchten." Diese Aussage liegt nicht weit entfernt von der Formulierung, die sich bei dem chinesischen Philosophen Laotse findet, der etwa 600 v. Chr. in seinem Standardwerk Tao Te King meint: „Wenn Gesetzmäßigkeit verloren geht, entstehen Gesetze." (Laotse 1979, S. 25) Er geht sogar soweit zu sagen: „Gesetzlichkeit begräbt Gesetzmäßigkeit. Immer belauert Gesetzlichkeit Gesetzmäßigkeit." (Laotse 1979, S. 69) Die immer währende Herausforderung für jeden Helfer besteht darin, im Einklang mit den Naturgesetzen zu handeln, im Fluss zu sein, die eigene Intuition zu benutzen, kritische Distanz zu wahren zu allen Regeln, die versuchen absolutistisch festzuschreiben, was richtiges und falsches Verhalten ist. Dieser Herausforderung gewachsen zu sein, erfordert die Bereitschaft zu konstantem Lernen und konstantem persönlichem Wachstum. Täglicher Selbstrückbezug, tägliches Erfahren tieferer Ebenen der Stille im eigenen Bewusstsein fördert ganz sicher die Achtsamkeit dafür, was in jedem Moment angemessenes Verhalten ist.

Sigrun Schmidt-Traub betont 2003 in einem Artikel über die wichtigsten Elemente, die eine hilfreiche, gute therapeutische Beziehung ausmachen, vor allem die Notwendigkeit zu ständiger eigener Supervision und regelmäßiger Selbsterfahrung. Sie schreibt: „Um eine optimale Therapieplanung zu entwickeln, muss der

Psychotherapeut in der Lage sein, seine therapeutische Vorgehensweise und Beziehungshaltung ganz flexibel auf den Patienten und dessen Lebensbedingungen einzustellen. Das ist schwierig und erfordert Fähigkeiten wie Selbstdisziplin, Improvisation, Wendigkeit und Geschmeidigkeit, die ohne gute psychotherapeutische Ausbildung, laufende Supervision und Selbsterfahrung einfach nicht denkbar sind." (Schmidt-Traub 2003, S. 126)

Und doch! Manuel hatte Recht! Der Wunsch nach Rezepten ist legitim. Rezepte, die Sie dabei unterstützen sollen, für sich herauszufinden, welches Verhalten das Günstigere ist. Das günstigste Verhalten in den unterschiedlichsten Situationen Ihres Helferalltags. Das angemessene Verhalten gegenüber den unterschiedlichsten Patienten mit den unterschiedlichsten Verhaltensweisen und Motiven. Das jeweils stimmige Verhalten unter Anerkennung Ihrer eigenen unterschiedlichsten Befindlichkeitszustände.

Deshalb an dieser Stelle – auf besonderen Wunsch von Manuel – Rezepte nach bestem Wissen und Gewissen.

4.1.1 Rezept Nr. 1: Ich will auf mich selbst achten und es soll mir Vergnügen machen

„Ich beginne meine Arbeit immer mit zwei Vorsätzen: Ich will auf mich selbst achten und es soll mir Vergnügen machen." Seit ich 1976 diesen Satz bei Sheldon B. Kopp in seinem Buch über Psychotherapie und Selbsterfahrung zum ersten Mal gelesen hatte, wusste ich: Wenn ich als Helfer auf Dauer hilfreich sein möchte, ohne auszubrennen, dann ist genau diese Grundhaltung ein hilfreiches Rezept. Auf ganz pragmatischer Ebene heißt das: Es ist gut, genau zu wissen, wann das Vergnügen für mich aufhört. An welcher Stelle im Körper spüre ich die ersten Anzeichen von Unbehagen in einer sozialen Interaktionssituation?

In Stressbewältigungsseminaren nach Kaluza werden die Teilnehmer oft mit dieser Frage zur Selbsterfahrung angeleitet: „An welcher Stelle in Ihrem Körper spüren Sie zuerst, wenn Ihnen eine Situation zu viel wird, wenn Sie anfangen, diese Situation als Stress zu erleben?" Cecchin, Lane und Ray sind zuversichtlich, dass Sie als Helfer diese Signale bewusst zu registrieren lernen, wenn sie schreiben: „Mit der Zeit werden dem Therapeuten die idiosynkratischen Mittel und Wege auffallen, in denen sich sein Unbehagen niederschlägt. Manche Therapeuten bekommen Rückenschmerzen oder Kopfweh. Andere werden unruhig. Manche entwickeln Fantasien, dass die Klienten nicht wiederkommen könnten. Oder sie entwickeln Selbstzweifel, ob sie den richtigen Beruf gewählt haben. Gleichgültig welches Symptom auch auftaucht, für den Therapeuten kann es ein Zeichen sein, dass er Hilfe braucht." (Cecchin et al. 1996, S. 83).

Wenn Sie Ihre eigenen Körpersignale rechtzeitig wahrzunehmen in der Lage sind, wird es Ihnen leichter möglich sein, in solchen Situationen besonders bewusst mit sich und dem Patienten umzugehen.

Finden Sie heraus, was Ihre eigenen, ersten, minimalen Signale sind, an denen Sie erkennen, dass eine Situation anfängt, Ihnen unangenehm zu werden. Dies ermöglicht Ihnen, die Falle zu vermeiden, die in der alten Denkgewohnheit liegt „Oh, der Patient ist aber heute schwierig." Wenn Sie Ihre eigenen Körpersignale rechtzeitig wahrzunehmen in der Lage sind, wird es Ihnen leichter möglich sein, in solchen Situationen besonders bewusst mit sich und dem Patienten umzugehen.

Ein typisches Selbstgespräch eines erfahrenen Helfers wäre etwa: „Aha, ich spüre, mein rotes Signallämpchen geht an. Ich ziehe wieder meine Schultern hoch, presse die Zähne aufeinander, halte die Luft an, verspüre dieses flaue Gefühl im Magen oder das typische Ziehen in der Brust. Jetzt gilt es, besonders wach zu sein!"

Was immer Ihr M.C., Ihr Minimal Cue, Ihr erstes minimales Anzeichen auch sein mag – es ist gut, wenn Sie es kennen. So wird es Ihnen viel leichter möglich sein zu denken: „Jetzt gilt es wach zu sein. Was immer Dir jetzt dem Patienten zu vermitteln wichtig sein mag, vergiss nicht, es soll auch Dir selbst Freude bereiten."

Spüren Sie in solchen Situationen als Helfer in sich hinein, was Sie jetzt brauchen, um sich wieder wohler fühlen zu können. Schauen Sie hin, was die Interaktion mit dem Patienten jetzt braucht, was der Patient jetzt braucht, damit sich beide wieder wohler in der Begegnungssituation fühlen können, der Patient und der Helfer.

> In Anlehnung an Friedemann Schulz von Thun (1999, S. 54) können Sie sich selbst in Wilhelm-Busch-Manier immer wieder liebevoll ermahnen:
> „Willst Du ein guter Helfer sein – dann schau auch in Dich selber rein."

4.1.2 Rezept Nr. 2: Während ich im Kontakt mit mir selbst bleibe, bleibe ich im Kontakt mit dem Patienten.

Erfahrene Helfer, die selten Situationen mit Patienten als schwierig erleben, haben natürlicherweise im Laufe ihrer jahrzehntelangen Praxis genau diese oszillierende doppelte Bewusstheit entwickelt: Bewusstheit nach innen und nach außen, eine klare Bewusstheit meiner selbst, meiner eigenen Verhaltensweisen, Gedanken und Gefühle sowie klare Bewusstheit für mein Gegenüber und die Situation, in der wir uns begegnen.

Eine junge Kollegin berichtete mir begeistert von ihrem ersten Einführungskurs zur Anwendung klinischer Hypnose in der Verhaltenstherapie. „Mensch", sagte sie, „das ist klasse, man muss wirklich nur ganz genau hinschauen, was der Patient gerade tut, während man ihm die Einleitungsanweisungen gibt und kann so gemeinsam mit ihm, Schritt für Schritt, in seiner eigenen Geschwindigkeit, ganz leicht den Weg in tiefe Bereiche für ihn eröffnen." Ja, genau! Wenn Sie als Helfer nicht in Ihren Ideen verloren gehen, was der Patient jetzt tun oder unterlassen sollte, sondern hinschauen, was genau er jetzt tut, denkt und fühlt, können Sie ihn leichter da abholen, wo er jetzt steht und beharren nicht starrsinnig darauf, dass er woanders stehen sollte. Bleiben Sie dabei oszillierend im Kontakt mit sich selbst, ist das, was Sie tun und sagen, auch stimmig für Sie selbst.

In Kontakt mit sich selbst zu bleiben, hilft Ihnen auch, an Ihren eigenen Körper- und Gefühlsreaktionen festzustellen, ob es irgendwo in der Interaktion mit dem Patienten im wahrsten Sinne des Wortes „hakt". Übergehen Sie Ihre eigenen Reaktionen auf das, was der Patient sagt oder tut auf keinen Fall. Beachten Sie Ihre eigenen Reaktionen genauso aufmerksam wie die Reaktionen, die Sie bei Ihrem Patienten auf Ihr Verhalten ihm gegenüber wahrnehmen.

> Um Ihre persönlichen, subjektiven Erfahrungen als Grundlage für ein angemessenes Feed-back benutzen zu können, hat sich die doppelte Bewusstheit als unverzichtbar erwiesen: Kontakt mit sich selbst als Basis für den optimalen Kontakt mit Ihrem Patienten.

4.1.3 Rezept Nr. 3: Gangbare Wege gehen

Ist die Situation mit dem Patienten erst einmal schwierig geworden, hilft die Orientierung an Idealen meist recht wenig. Es gilt dann, sehr pragmatisch zu sein. Gangbare Wege zu gehen. Was ist jetzt in dieser Situation für Sie als Helfer und für den Patienten möglich?

Herr Haas, Besitzer eines kleinen Imbiss-Standes in einem Einkaufszentrum, war dialysepflichtig geworden. Tagsüber zur Dialyse zu gehen, wäre für ihn jedoch mit einem nicht akzeptablen finanziellen Verlust verbunden, da er – geschieden, 45 Jahre alt und unterhaltspflichtig für seine zwei Kinder – keinen Euro entbehren konnte. Die von ihm erbetene Möglichkeit zur Nachtdialyse wurde zuerst abgelehnt, da diese nur für Patienten geeignet ist, die sehr diszipliniert mit ihren erlaubten Flüssigkeitszufuhrmengen umgehen und sich an die notwendigen Diätvorgaben halten. Diese strengen Kriterien sind deshalb notwendig, da bei der Nachtdialyse in der Regel keine unmittelbare Arztpräsenz gewährleistet ist. Die Nachtdialyse ist darum üblicherweise nur für ansonsten gesunde dialysepflichtige Patienten vorgesehen.

Da Herr Haas jedoch offensichtlich deprimiert über seine derzeitige Lebensumstände war und zusätzlich weit davon entfernt , seine Nierenerkrankung zu akzeptieren, war genau mit diesen notwendigen Voraussetzungen nicht zu rechnen. Würde das Dialyseteam ihm jedoch die Nachtdialyse verweigern, würde dies seinen finanziellen Druck und damit seine Gesamtbelastung unweigerlich verschärfen. Die Teilnahme an der Nachtdialyse wurde ihm daher dennoch, wenngleich mit großen Vorbehalten, gewährt.

Zuerst ging alles gut. Herr Haas erschien regelmäßig und pünktlich mit angemessener Flüssigkeitszunahme zur Nachtdialyse. Doch schon nach wenigen Wochen trat ein, was das Dialyseteam befürchtet hatte: Herr Haas erschien manchmal einfach nicht zu den vereinbarten Terminen, kam alkoholisiert und mit massiv erhöhter Flüssigkeitszunahme. All dies war aus der Sicht des Dialyseteams nicht tragbar. Einfach nicht zum Termin zu erscheinen bedeutete Kosten, die von der Kasse nicht übernommen wurden. Alkoholisiert zu erscheinen, hieß, die Gefahr von Übelkeit und Erbrechen sowie eine Katerstimmung zu erzeugen, die durch die schnelle Alkoholausscheidung bei der Dialyse in den meisten Fällen eintritt. Zu hohe Flüssigkeitszufuhr erhöht zudem erfahrungsgemäß die Kollapswahrscheinlichkeit während der Dialyse. Guter Rat war teuer. Eine Verlegung in die ärztlich überwachte Tagesdialyse erschien unumgänglich.

Der verantwortliche Arzt bat Herrn Haas zu einem persönlichen Gespräch, erklärte ihm die Fakten aus der Sicht des Dialyseteams und vermittelte ein ausführliches Beratungsgespräch mit der Diätassistentin, um die Flüssigkeitszunahme und die Kaliumwerte in Grenzen zu halten. Zusätzlich vereinbarte der Arzt mit Herrn Haas, dass zu den Nachtterminen die Dialysegeräte nur noch rechtzeitig aktiviert würden, sofern er sich zwei Stunden vor seinem Termin telefonisch auf

Station meldete, um die Bestätigung zu geben, dass er auch tatsächlich komme. Der Arzt verzichtete bewusst auf Straf- und Moralpredigten. Das Ergebnis: Herr Haas kommt heute noch regelmäßig zur Nachtdialyse, nüchtern und mit angemessener Flüssigkeitszufuhr.

Dem Arzt war es gelungen, einen Teufelskreis zu durchbrechen: In seiner depressiven Grundhaltung erlebte Herr Haas die festgelegten Zeiten, zu denen er an die Dialysemaschine gehen musste, als vollständigen Verlust seiner Autonomie. Er fühlte sich durch dieses Zeitkorsett als Sklave seiner Krankheit. Seine Depressionen nahmen zu. Entlastungstrinken und das trotzige Brechen aller angemessenen Diätregeln waren die Folge. Die ihm vom Arzt eingeräumte Wahlfreiheit, bei jedem angesetzten Termin darüber entscheiden zu können, ob er kommen wolle oder nicht, gab ihm die wichtige Erfahrung der Selbstbestimmungsfreiheit wieder zurück. Er konnte aus freien Stücken wollen, was gut für ihn war.

> Gangbare Wege zu gehen bedeutet, auch in Situationen mit Patienten, die wir als schwierig erleben, bereit zu sein, Teile von für den Patienten übernommener Verantwortung an dessen Selbstverantwortung wieder zurückzugeben.

4.1.4 Rezept Nr. 4: Viel über Kommunikation wissen und Spaß dabei haben, dieses Wissen anzuwenden

Nach einem Seminar über Kommunikation und Interaktion im Praxisalltag, das ich im Rahmen der Weiterbildung für Diätassistentinnen gegeben hatte, meinte eine Teilnehmerin: „Wenn man sieht, wie komplex die Vorgänge sind, die ablaufen, wenn zwei Leute einen einfachen Satz miteinander austauschen, dann wundert man sich wirklich, wie es je möglich sein soll, dass der eine den anderen tatsächlich versteht." Ich meine, sie hat Recht! Wir reden zwar miteinander, aber das heißt noch lange nicht, dass wir uns wirklich einander mitteilen und einander verstehen können.

Das akademische Wissen um die Gesetze, die einer gelungenen Kommunikation zugrunde liegen, nimmt erfreulicherweise stetig zu. Aber viele Helfer sind meist nach wie vor so sehr mit den Inhalten, mit den Informationen, die sie vermitteln möchten, beschäftigt, dass viele andere Aspekte der Kommunikation dabei häufig unter den Tisch fallen. Schwierigkeiten in der Interaktion mit den Patienten sind die Folge.

„Mein Gott, war der wieder schwierig!" – Sätze wie dieser werden nach einem Beratungsgespräch nicht selten geäußert. Der interaktionelle Aspekt bleibt dabei eindeutig unbeachtet. Verschaffen wir uns daher hier noch einmal einen konzentrierten Überblick über die wichtigsten Dimensionen professionell gestalteter Kommunikation:

4.1.4.1 Die Grundlagen der Kommunikation

Wenn zwei Menschen miteinander kommunizieren, kann das verbal oder nonverbal geschehen. Auf die Frage Ihrer Kollegin „Soll ich Dir auch eine Tasse Kaffee mitbringen?", können Sie sagen „Ja, gerne" oder einfach nur mit dem Kopf nicken. Eine verbale Antwort („Ja, gerne") wird auch als digital bezeichnet, eine nonverbale (Kopfnicken) als analog.

Paul Watzlawicks berühmter Satz „Man kann nicht *nicht* kommunizieren" (Watzlawick et al 1990, S. 53), verdeutlicht, dass ich, auch wenn ich nichts sage und nicht mit dem Kopf nicke, dem anderen gegenüber dennoch eine Aussage mache. Nur ist diese Aussage so vieldeutig interpretierbar, dass unklar bleibt, ob das, was der Schweigende damit „sagen" will, auch genau das ist, was der andere versteht.

Sagt er mir damit: „Ich habe Deine Frage nicht gehört", oder „Lass mich in Ruhe!", oder „Mit dir rede ich überhaupt nicht mehr, du stinkst mir!", oder „Frag nicht so blöd, Du weißt doch, dass ich immer Kaffee mag, wenn es welchen gibt!", oder „Wenn ich welchen wollte, würde ich ja sagen, da ich aber nichts sage, ist doch klar, dass ich ›nein danke!‹ meine".

Wenn die Kollegin, die Sie gefragt hat, ob Sie Kaffee möchten, auf Ihr Schweigen hin kommentieren würde: „Du, wenn Du nicht antwortest, weiß ich nicht, was das jetzt bedeuten soll, gib mir bitte eine Antwort und sage Ja oder Nein", dann würde es sich hier um den klassischen Fall von Metakommunikation handeln. Von Metakommunikation sprechen wir, wenn wir direkt die Art und Weise ansprechen, in der wir miteinander kommunizieren. Im Rahmen der Partnerschaftstherapie können wir beobachten, dass Paare, die ein hohes Maß an Metakommunikation pflegen, also häufig über die Art und Weise sprechen, in der sie miteinander sprechen, wesentlich weniger Schwierigkeiten miteinander haben, als Paare, die dies nicht tun.

Jenseits der wissenschaftlichen Analyse von Kommunikation empfinden wir oft intuitiv: Kommunikation beginnt energetisch. Der Körper drückt unsere subjektive Wahrheit aus, die Lücke füllen wir dann noch mit Worten, während sich die Energie weiterbewegt.

Für viele entscheiden die ersten drei Minuten einer Rede alles. Wie ist die Ausstrahlung des Redners? Wie sieht er aus? Wie ist die Stimme? Je nachdem wie die eigene innere Bewertung ausfällt, hört man dann noch zu oder auch nicht.

Wissenschaftlich exakt und umfassend hat Friedemann Schulz von Thun,

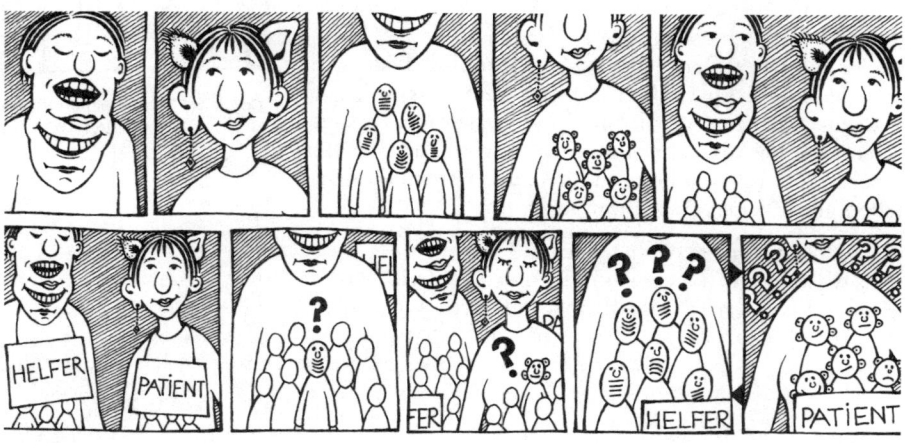

Comic 5: Kommunikation ist ein komplexer und vielschichtiger Vorgang mit zahlreichen Möglichkeiten zu Missverständnissen

Professor für Kommunikationspsychologie an der Universität Hamburg, in den letzten 25 Jahren das Wissen über die Grundlagen der Kommunikation zusammmengefasst, erweitert, neu formuliert und dank seiner Bildersprache für viele verständlich gemacht. Wer sich einen umfassenden Einblick in die Grundlagen der Kommunikation erarbeiten möchte, der wird mit großem Nutzen die drei Bände mit dem Titel „Miteinander reden" von Friedemann Schulz von Thun zu lesen bereit sein.

Das Erfreuliche an den Ausführungen von Schulz von Thun ist, dass er sein Kommunikationswissen auch in seinen Büchern zur Anwendung bringt. Einfachheit, Kürze, Gliederung und anregende Zusätze werden von ihm konsequent eingehalten. Comics, eine klare Sprache und viele mitgeteilte persönliche Gedanken machen das Lesen zu einem Vergnügen. Was mich besonders an seinen Ausführungen über das Thema „Miteinander reden" freut, ist, dass auch er die Vielschichtigkeit im Aufbau unserer Persönlichkeit anschaulich darstellt und in die Erklärung menschlicher Kommunikation mit einbezieht. Fassen wir seine Ausführungen zusammen, so ergibt sich ein komplexes Bild von vielen inneren Teilpersönlichkeiten; vier Schnäbeln, mit denen jedes unserer inneren Teammitglieder redet und vier Ohren, mit denen jede von unseren vielen inneren Teilpersönlichkeiten zuhört, wenn unser Gegenüber sich an uns wendet. (Comic 5)

Wir sprechen mit vier „Schnäbeln"

Wenn wir sprechen, sprechen wir sozusagen mit vier Mündern. Ein Mund, der bei allem, was ich sage, etwas über mich selbst aussagt. Ein Mund, der sich vor allem darauf bezieht, was es über die Sache, die Tatsachen zu sagen gilt. Ein Mund gibt meinen Wünschen Ausdruck, die ich an Dich habe, wozu ich Dich auffordern möchte mit dem, was ich sage. Dieser Mund äußert den Appell, den ich an Dich richte. Und ein Mund ist vor allem Sprachrohr für das, was ich Dir über den Stand unserer Beziehung, die wir miteinander haben, mitteilen möchte.

In jeder Botschaft, die von mir kommt, liegt nach Friedemann Schulz von Thun eine Selbstaussage, eine Sachaussage, ein Appell und eine Beziehungsaussage. Wenn ich Dir also etwas mitteile, sind immer alle vier „Schnäbel" mit beteiligt, und ich äußere mich dabei zu allen vier Ebenen der Kommunikation:

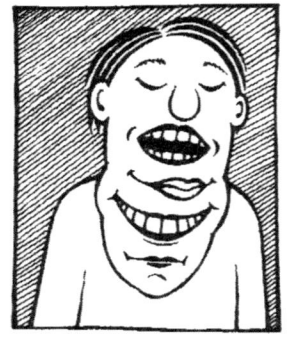

Comic 6: Wir sprechen mit vier Mündern

„Ich sage Dir jetzt Folgendes ..."
- „Was ich Dir über mich dabei mitteilen will, ist ..." (Selbstaussage)
- „Und was ich Dir damit über die Sache sagen will, ist ..." (Sachaussage)
- „Was ich damit von Dir erwarte, ist ..." (Appell)
- Und letztendlich „Was ich Dir damit über meine Beziehung zu Dir sagen will, ist ..." (Beziehungsaussage)

Oftmals ist mir selbst dabei gar nicht bewusst, dass immer alle vier Ebenen in der Botschaft enthalten sind, die ich Dir gegenüber äußere. Häufig meine ich nämlich, „nur" eine reine Sachaussage von mir gegeben zu haben. In der inneren Bewusstheit spreche ich also häufig sozusagen nur mit einem „Schnabel", obwohl unvermeidbar alle vier „Schnäbel", wenn auch in unterschiedlichen Gewichtsanteilen, an dem, was ich Dir sage, mit beteiligt sind.

Wenn Sie zu einem Patienten sagen: „bitte nehmen Sie noch etwas Platz", lautet die Selbstaussage, die in diesem einfachen Satz enthalten ist: „Ich organisiere hier den Arbeitsablauf." Auf der Sachebene teilen Sie dem Patienten mit: „Es dauert noch eine Weile, bis Sie an der Reihe sind." Der Appellaspekt ist bei dieser Aussage eindeutig: „Setzen Sie sich hin, seien Sie geduldig, warten Sie!" Die Beziehungsaussage lautet: „Für Sie bin ich im Moment der einzige Helfer, ich habe aber im Moment gleichzeitig viele andere Patienten zu betreuen und Sie sind für mich einer dieser vielen." An diesem einfachen Beispiel wird deutlich, wie sehr sich die Bedeutung des Satzes, „Bitte nehmen Sie noch etwas Platz", unterscheiden kann. Je nachdem, in welchem Tonfall, mit welcher Mimik, mit welcher Gestik und aus welcher räumlichen Nähe oder Distanz er gesprochen wird, kann er etwas völlig Entgegengesetztes ausdrücken. Ohne die nonverbalen Aspekte dieses Satzes genau zu kennen, wird es nicht wirklich möglich sein, einzustufen, wie der Helfer diesen Satz gemeint hat. Das Ganze wird noch spannender, wenn wir uns die Frage stellen, wie der Patient diesen Satz für sich aufnehmen wird. Schauen wir uns dazu denjenigen an, den der „Sender", hier der Helfer, anspricht. Der Patient ist „Empfänger" dieser Botschaft, und er hört mit vier Ohren.

Wir hören mit vier Ohren

Wenn ich höre, was Du zu mir sagst, höre ich Dir mit vier Ohren zu.

- Ein Ohr von mir ist darauf gerichtet, was Du mit dem, was Du zu mir sagst, damit über Dich selbst aussagst. (Selbstaussage)
- Ein Ohr von mir ist darauf gerichtet, was Du über die Sache zu mir sagst. (Sachaussage)
- Ein Ohr von mir ist darauf gerichtet, was Du von mir willst. (Appell)
- Und ein Ohr von mir ist darauf gerichtet, was Du über unsere Beziehung damit aussagst. (Beziehungsaussage)

Während Du zu mir redest, wird also das Ohr von mir, das auf Deine Selbstaussage gerichtet ist, meinem Gehirn melden: „Ich höre Dich über Dich selbst sagen: ›Ich bin ...‹"

Das Ohr von mir, das auf den Sachaspekt Deiner Aussage gerichtet ist, wird meinem Gehirn melden: „Ich höre dich über die Sache Folgendes sagen: „Du sagst also, dass ...".

Das Ohr von mir, das darauf gerichtet ist zu hören, was Du von mir willst, nämlich deinen Appell an mich zu verstehen, meldet meinem Gehirn: „Ich höre die Aufforderung von Dir an mich, dass ich ... tun soll."

Das Ohr von mir, das auf die Aussagen von dir gerichtet ist, die unsere Beziehung zueinander betreffen, meldet meinem Gehirn die Information: „Ich höre, dass du mit dem, was du mir sagst, dich mir gegenüber ... fühlst und deine Beziehung zu mir ... ist."

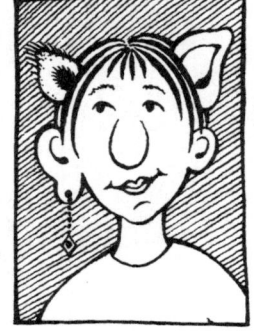

Comic 7: Wir hören mit vier Ohren

Der Patient, der diesen vom Helfer geäußerten Satz hört:

„Bitte nehmen Sie noch etwas Platz", kann mit einem weit aufgestellten Selbstaussageempfangsohr die Nachricht erhalten: „Oh je, die stehen heute unter Stress, die haben noch keine Zeit für mich." Das weit auf Empfang eingestellte Sachinformationsohr kann nüchtern die Information aufnehmen und an das Gehirn weiterleiten: „Aha, es dauert noch etwas, bis ich drankomme." Das auf Empfang geschaltete Appellohr kann die Aufforderung ans Gehirn weiterleiten: „Setz Dich hin, halt die Klappe, stör uns hier nicht." Das Beziehungsohr wiederum ist hauptsächlich an der in dieser Aussage enthaltenen Beziehungsaussage interessiert: „Na ja, ich bin eben nur ein einfacher Kassenpatient. Wenn ich jetzt Privatpatient wäre, würde ich bestimmt sofort drankommen. Ich bin eben nicht so wichtig für die, da sie an mir nicht so viel verdienen können."

> Wenn wir uns klar machen, dass jeder von uns seine bevorzugte Kommunikationsebene hat, also, um im Bilde zu bleiben, jeder einen Lieblingsschnabel hat, mit dem er spricht, und jeder von uns ein Lieblingsempfangsohr hat, mit dem er hört, dann ist deutlich, wie viele Stolperfallen selbst bei einfachsten ausgetauschten Sätzen bestehen.

Übung 19

Mit „vier Schnäbeln" sprechen

Da wir mit unseren „vier Schnäbeln" alle sehr unterschiedlich ausgeprägt sprechen, achten Sie in den nächsten Tagen darauf, mit welchem „Schnabel" Sie besonders häufig reden. Wenn Sie die Ziffer 1 eintragen bei Ihrem „Hauptschnabel", dann können Sie auch leicht sehen, welcher „Schnabel" auf Platz 2, 3 und 4 bei Ihnen liegt. (Manchmal teilen sich die „vier Schnäbel" auch die vorderen Plätze.)

○ Wenn ich zu jemand anderem etwas sage, kommt es mir vor allem darauf an, klar zu machen, um was es bei der Sache, über die ich spreche, eigentlich geht.

Ich rede besonders häufig mit dem „Schnabel" für Sachaussagen.

sehr oft ▫—▫—▫—▫ sehr selten

○ Wenn ich jemand anderem etwas sage, ist es mir vor allem wichtig, dass der andere jetzt weiß, was ich von ihm erwarte.

Ich rede besonders häufig mit dem „Schnabel" für Appellaussagen.

sehr oft ▫—▫—▫—▫ sehr selten

○ Wenn ich mit jemand anderem rede, ist es mir vor allem wichtig, dass unsere Beziehung zueinander damit zum Ausdruck kommt.

Ich rede besonders häufig mit dem „Schnabel" für Beziehungsaussagen.

sehr oft ▫—▫—▫—▫ sehr selten

○ Wenn ich zu jemand anderem etwas sage, ist es mir vor allem wichtig, ihm zu zeigen, was ich alles habe, weiß und kann.

Ich rede besonders häufig mit dem „Schnabel" für Selbstaussagen.

sehr oft ▫—▫—▫—▫ sehr selten

Übung 20

Mit „vier Ohren" hören

Da wir mit unseren „vier Ohren" alle sehr unterschiedlich zuhören, achten Sie in den nächsten Tagen darauf, mit welchem Ohr Sie besonders aufmerksam zuhören. Wenn Sie die Ziffer 1 bei Ihrem „Hauptohr" eintragen, dann können Sie auch leicht sehen, welches Ohr Platz 2, 3 und 4 bei Ihnen einnimmt. (Manchmal teilen sich die „vier Ohren" auch die vorderen Plätze.)

○ Ich höre besonders darauf, um was es bei dem, was der andere mir sagt, eigentlich geht.

Ich habe ein besonders großes Ohr für Sachaussagen.

sehr oft ☐—☐—☐—☐ sehr selten

○ Ich höre besonders darauf, was der andere mit dem, was er jetzt sagt, von mir erwartet, was ich jetzt tun soll.

Ich habe ein besonders großes Ohr für die Appelle an mich.

sehr oft ☐—☐—☐—☐ sehr selten

○ Ich höre besonders darauf, wie der andere zu mir steht, bei dem was er mir sagt, wie seine Beziehung zu mir ist.

Ich habe ein besonders großes Ohr für Beziehungsaussagen.

sehr oft ☐—☐—☐—☐ sehr selten

○ Ich höre besonders darauf, was der Sprecher über sich selbst aussagt, mit dem, was er mir sagt.

Ich habe ein besonders großes Ohr für Selbstaussagen.

sehr oft ☐—☐—☐—☐ sehr selten

Viel über Kommunikation wissen und Spaß dabei haben, dieses Wissen anzuwenden

Lassen Sie uns noch eine Stufe tiefer in unserer Analyse der bevorzugten Kommunikationsebenen gehen. Wenn wir die Aussagen hinzunehmen, die John Gray 1998 in seinem Buch „Männer sind vom Mars, Frauen von der Venus" und Allan und Barbara Pease 2002 in ihrem Buch „Warum Männer nicht zuhören und Frauen schlecht einparken" beschrieben haben, dann wird es noch interessanter. Es scheint tatsächlich so zu sein, dass Männer schwerpunktmäßig in ihrer Kommunikation die Sachaussage als bewussten Sprachkanal benutzen und das Sachohr übermäßig hoch entwickelt haben. Frauen hingegen beziehen sich in ihrer Kommunikation wesentlich mehr auf den Beziehungsaspekt. Sie tun dies während sie mit anderen sprechen und auch während sie dem anderen zuhören. Die Wahrscheinlichkeit, dass „geschwätzige" Patientinnen von männlichen Helfern als schwierig erlebt werden, ist somit größer. Weibliche Helfer, die dem gleichen Redefluss begegnen, werden sich damit höchstwahrscheinlich weniger schwer tun.

Umgekehrt liegt die Schlussfolgerung nahe, dass kurz, knapp und sachlich kommentierende männliche Patienten von weiblichen Helfern eher unter der Kategorie schwieriger Patient verbucht werden als von männlichen Helfern. Wer schon einmal mit einer Gruppe von weiblichen und männlichen Freunden in dem Buch von A. und B. Pease „Warum Männer nicht zuhören und Frauen schlecht einparken" den Test auf Seite 103 bis Seite 112 gemacht hat (A. u. B. Pease 2002), wird leicht feststellen können, dass die Ausnahmen und Widersprüche zu den eben aufgezeigten Grundtrends leicht erklärbar sind. Im inneren Team vieler Männer kann es einen hohen Anteil weiblicher Anteile geben und im inneren Team von Frauen einen überproportional hohen Anteil männlicher Teammitglieder.

Somit kommen wir zur nächsten Erweiterung unseres Grundlagenwissens über die Kommunikation, nämlich der Frage: Wer aus meinem inneren Team spricht gerade mit welchem Schnabel? (Comic 8)

Der nächste Schritt führt zu der Frage: Mit welchem Ohr hört der Patient zu? (Comic 9)

Die nächste Stufe führt zu der Überlegung: Wer in meinem inneren Helferteam spricht mit welchem Schnabel zu welchem Teammitglied innerhalb des Patienten, und mit welchem Ohr hört dieses innere Teammitglied zu? (Comic 10)

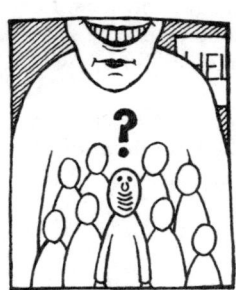

Comic 8: Wer spricht in mir, mit welchem Schnabel?

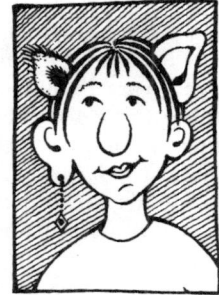

Comic 9: Mit welchem Ohr hört der Patient zu?

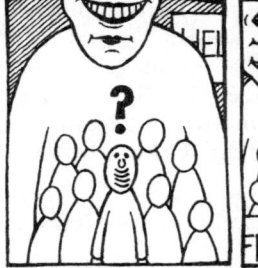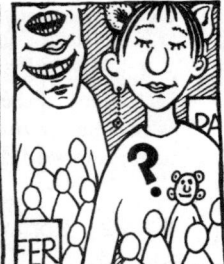

Comic 10: Welcher Schnabel von wem zu welchem Ohr von wem?

Und die nächste Erweiterungsstufe: Wer in mir spricht mit welchem Schnabel zu wem in Dir? Mit welchem Ohr hört dieser Teil in Dir zu? Und wo, in welchem Kontext, zu welcher Zeit, findet unser Gespräch statt? (Comic 11)

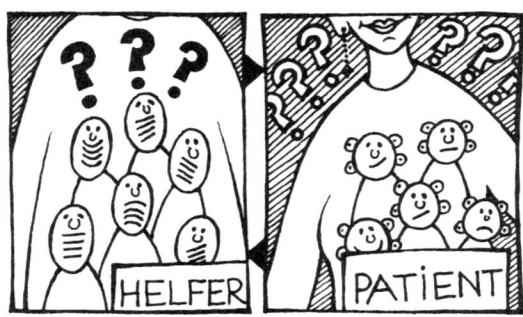

Comic 11: Wer spricht wann, wo, wie, mit welchem Schnabel zu welchem Ohr von wem?

Ich hoffe, Ihnen schwirrt jetzt nicht der Kopf angesichts der Vielschichtigkeit, die vorliegt, wenn wir miteinander reden. Mir persönlich hat es sehr viel Spaß gemacht, die verschiedenen Ebenen der Kommunikation kennen zu lernen und mehr und mehr im Alltag anwenden zu können. Bei aller Komplexität haben wir zum Glück dennoch sehr oft das Gefühl einer stimmigen Kommunikation. Stimmig für uns selbst im Einklang mit unseren inneren Werten und Überzeugungen, stimmig in Bezug auf die Situation, die Zeit, den Ort, den Kontext, in dem wir uns begegnen. Und stimmig in Bezug auf unsere Rollenbeziehung zueinander und die Besonderheiten des anderen.

Auf diesem Hintergrund der Basisüberlegungen zur Kommunikation wird deutlich, dass es nicht um optimale „Gesprächstechniken" geht, sondern um ein tiefes Verständnis und eine tiefe Bewusstheit. Bewusstheit über das, was in uns selbst vor sich geht. Bewusstheit über die Situation des anderen und Bewusstheit über die Situation, in der wir uns begegnen. Ich stimme Schulz von Thun voll und ganz zu, wenn er schreibt: „Kann die Psychologie zur Verbesserung der zwischenmenschlichen Kommunikation beitragen? Meine Überzeugung: Ja, sogar entscheidend. Und zwar dann, wenn sie deutlich macht, dass es um Haltungen und nicht in erster Linie um Verhalten und schon gar nicht um Formulierungen geht. Es sind diese Haltungen, die der Empfänger zwischen den Zeilen herausliest und die seelisch wirksam werden. So sind Kommunikation und Persönlichkeitsbildung zwei Seiten derselben Medaille." (Schulz von Thun 1994, S. 265)

Eingedenk dieser Grundüberlegungen möchte ich Ihnen dennoch empfehlen, Ihr Wissen über die Kommunikation auch um das Wissen über Kommunikationstechniken und die Wirkung bestimmter Formulierungen zu bereichern.

4.1.4.2 Kommunikationstechniken

Das Grundwissen über Kommunikationstechniken aus dem Neurolinguistischen Programmieren (NLP), wie es z.B. in jeder Verkaufsschulung vermittelt wird, hat da, wo wir dem Patienten Gesundheit bzw. gesundheitsgerechtes Verhalten „verkaufen" wollen, sicherlich einen großen Nutzen und hilft, viele Schwierigkeiten zu vermeide, bevor sie entstehen. Die allgemein bekannten NLP-Grundregeln sind hier sicherlich nützlich, insbesondere die beiden Regeln:

> **Regel 1:** Ersetzen Sie bei Einwänden des Patienten Ihre Tendenz zu dem sprachlichen Stereotyp: „Ja, aber ..." durch „und".
> **Regel 2:** Sehen Sie Einwände des Patienten nicht als Widerstand oder schwierig an, sondern als Herausforderung für eine besonders bewusste Kommunikation.

In ihrem Seminar „Coaching in der Diabetesberatung", das die beiden NLP-Trainer Hans-Jürgen Grundmann und Kathrin Meng regelmäßig zur Steigerung der Kommunikationskompetenz für Diabetesberaterinnen anbieten, betonen sie in Bezug auf den schwierigen Patienten: „Vorbehalte drücken das Interesse des Patienten am Thema, am Gespräch, an der Zusammenarbeit aus. Hinter Vorbehalten und Einwänden verbergen sich meist Fragen des Patienten, die beantwortbar sind, oder Wünsche nach mehr Information. Durch genaues Zuhören und entsprechendes Umdeuten helfen Sie dem Patienten aus einer negativen Denkstruktur herauszukommen und neue, zielorientierte und positive Strukturen anzunehmen.

Umdeutungen finden sich am leichtesten, wenn Sie jeden Vorbehalt als Frage sehen: Was möchte der Patient jetzt wissen, was wünscht er sich?

Beispiel:
Patient: ›Das ist alles so schwierig mit dem Abnehmen!‹
Helfer: ›Sie möchten also gerne wissen, wie es für Sie leichter gehen kann!‹"

Auf ganz pragmatischer Ebene raten sie kommunikationstechnisch zu folgendem Verhalten: „Wenn Sie einen Vorbehalt hören: Bleiben Sie freundlich, behalten Sie den Blickkontakt! Nehmen Sie den Einwand des Patienten an. Zeigen Sie ihm, dass Sie seinen Einwand gehört haben und ihn ernst nehmen, indem Sie z.B. sagen: ›Ja, verstehe.‹ Oder: ›Ja, das kann ich gut nachvollziehen.‹ Nicken Sie dabei."

Auch Grundmann und Meng warnen vor dem tief in unserem Alltagssprachgebrauch verankerten Reaktionsmuster, auf einen Einwand sofort mit „ja – aber" zu reagieren. Sie betonen: „Vorsicht vor der „Ja-aber-Falle", einem oft unbewussten Verhaltensmuster. Sagen Sie stattdessen „Und".

Zusätzlich weisen sie darauf hin, dass negative Aussagen von Patienten in der Reflexion durch den Helfer neutralisiert werden können: „Neutralisieren Sie negativ besetzte Worte. Sagt z.B. ein Patient ›Das ist alles so schwierig!‹ so neutralisieren Sie über ›aktives Zuhören‹ das Wort ›schwierig‹, indem Sie beispielsweise sagen: ›Ich weiß, dass das nicht ganz einfach ist.‹" (Grundmann u. Meng 2002, S. 25)

Wer sich schnell einen umfassenden Überblick über die Kommunikationstechniken des NLP verschaffen möchte, sei auf das Buch „NLP – Handbuch für Anwender, NLP aus der Praxis für die Praxis" von Peter B. Kraft verwiesen, das er 2000 im Junfermann-Verlag Paderborn veröffentlicht hat.

In Bezug auf einen bewussten Umgang mit der Sprache möchte ich hier auch meinen Kollegen, Manfred Prior aus Frankfurt nicht unerwähnt lassen. In seinem sehr amüsant zu lesenden Büchlein „MiniMax-Interventionen, 15 minimale Interventionen mit maximaler Wirkung" gibt er viele Tipps und Tricks zum bewussten Umgang mit der Sprache, die sich im Therapiealltag bewährt haben. Ein richtiges „Vokabelheft" hilfreicher Redewendungen für die Arbeit mit Patienten, erschienen im Carl-Auer-Systeme Verlag Heidelberg 2002 (und inzwischen in der fünften Auflage 2004).

Svenja Ehlers ist Beraterin für Mitarbeiter in großen Altenpflegeeinrichtungen. In ihrem Buch „Psychosoziale Beratungsgespräche", erschienen 2003, hat sie in Kapitel 2 auf nur 52 Seiten mit vielen Beispielen und Übungen einen sehr guten Überblick über Gesprächstechniken gegeben. Übungen, die Ihnen dabei helfen:

- die vier Seiten einer Nachricht zu hören,
- digitale und analoge Kommunikation zu nutzen,
- Metakommunikation zu verstehen und anzuwenden,
- nonverbale Signale zu erkennen und anzusprechen,
- Zuhören, Spiegeln, Fokussieren und Reframing einzusetzen und
- die Kunst des Fragens zu beherrschen.

Meine persönliche Erfahrung in Bezug auf Kommunikation ist, dass viele schwierige Situationen mit Patienten dadurch entstehen, weil diese oft weniger als die Hälfte von dem verstehen, was der Helfer ihnen vermitteln möchte. Ob es sich dabei um eine Übung handelt, die zu Hause durchgeführt werden soll, um genaue Angaben, wie Medikamente einzunehmen sind, oder um sonstige wichtige Informationen, die wir meinen, dem Patienten vermitteln zu müssen. Um auf praktischer Ebene zu wissen, was beim Patienten von dem, was ich ihm mitteilen wollte, tatsächlich angekommen ist, brauche ich die Rückmeldung des Patienten. Erst wenn er mir sagt, was er von dem, was ich zu ihm gesagt habe, verstanden hat, weiß ich, was von meiner Information überhaupt bei ihm angekommen ist. Schillinger und Mitarbeiter haben 2003 in einer Studie nachgewiesen, dass bei diabetischen Patienten die Wahrscheinlichkeit, einen unterdurchschnittlichen HbA1c-Wert zu haben, wesentlich davon abhängt, wie der Arzt neue Informationen vermittelt. Bei Patienten, bei denen der Arzt nach neuen Informationen das Verständnis durch Nachfragen prüfte, war der Erfolg 15fach höher. Es lohnt sich also, nach Informationen an den Patienten die Frage zu stellen: „Können Sie mir sagen, wie Sie meine Erläuterungen verstanden haben?", anstatt nur zu fragen, „Haben Sie verstanden?" Bei der zweiten Frage wird der Patient höchstwahrscheinlich antworten: „Ja." Wozu er aber tatsächlich „Ja" sagt, wissen Sie nicht.

Bedenken Sie zusätzlich bei Patienten über 40 Jahren, dass die Augen nachlassen und viele ältere Menschen schlechter hören. Die Kommunikationsprobleme treten somit bereits bei der Informationsaufnahme auf. Was jedoch nicht richtig wahrgenommen werden kann, das wird auch nicht verstanden werden. Bei älteren Patienten treten zudem Veränderungen im sensorischen Speicher und im Kurzzeitspeicher des Gedächtnisses auf. Die Informationsmenge, die gleichzeitig verarbeitet werden kann, nimmt ab. Gesprochene Worte, also über das Gehör aufgenommene Informationen, zerfallen schneller. Viele ältere Patienten haben am Ende eines langen Satzes bereits den Anfang vergessen. Bilder dagegen hinterlassen länger ihren Eindruck im Kurzzeitspeicher. Sagen und zeigen Sie daher dem Patienten, was Sie ihm vermitteln wollen. Durch die Kombination von Sagen und Zeigen erhöhen Sie die Menge der Information, die aufgenommen werden kann.

Auch die Aufnahmefähigkeit des Langzeitgedächtnisses verändert sich mit zunehmendem Alter. Informationen, die sich der Patient merken soll, bedürfen der mehrfachen Wiederholung. Vor allem bei älteren Patienten sollten Sie deshalb darauf achten, kurze Sätze zu verwenden, laut, deutlich und langsam zu sprechen. Für den älteren Patienten ist es hilfreicher, wenn Sie einen Satz dreimal, statt in drei

Viel über Kommunikation wissen und Spaß dabei haben, dieses Wissen anzuwenden

verschiedenen Sätzen das Gleiche sagen. Geben Sie dem Patienten nach Möglichkeit Zeit, Gehörtes gleich aufzuschreiben und lassen Sie es sich noch einmal von ihm vorlesen. Bei praktischen Übungen, die der Patient zu Hause durchführen soll, lassen Sie sich diese Übungen am besten noch einmal von ihm zeigen.

> Die praktische Beobachtung zeigt, dass der Patient, der bei seinem nächsten Besuch bei Ihnen zu erkennen gibt, dass er Ihre Information nicht angewandt hat, sehr wahrscheinlich nicht schwierig ist, sondern einfach häufig nicht verstanden oder schon wieder vergessen hat, was Sie ihm vermitteln wollten.

Sollten Sie als Helfer dazu neigen, besonders leicht enttäuscht zu sein, wenn Patienten ihre „Hausaufgaben" nicht gemacht haben, dann schauen Sie mit einem liebevollen Auge auf diese „schwierigen" Patienten. Erinnern Sie sich still in Ihrem Inneren an den Satz von Konrad Lorenz, und erklären Sie die notwendige Anleitung dem Patienten einfach noch einmal.

> Der Lieblingssatz von Konrad Lorenz in Bezug auf mangelhafte Ergebnisse nach erfolgter Informationsvermittlung:
> „Gesagt ist noch nicht gehört.
> Gehört ist noch nicht verstanden.
> Verstanden ist noch nicht angewandt.
> Einmal angewandt ist noch nicht beibehalten."

Mit diesem Wissen um den natürlichen Informationsverlust und Ihrer Bereitschaft zum wiederholten Erklären von wichtigen Informationen haben Sie schon die Grundlage für das Rezept Nr. 5 verwirklicht. Sie sind lösungsorientiert, nicht problemorientiert. Bevor wir uns jedoch Rezept Nr. 5 zuwenden, möchte ich Ihnen den interessanten Kommentar einer Kollegin nicht vorenthalten, den sie mir zu diesen letzten Ausführungen zukommen ließ:

„Das ist wie bei Pferden. Viele Pferde folgen den Anweisungen ihrer Reiter nicht, nicht weil sie frech, faul oder störrisch sind – sie wissen einfach nicht, was sie überhaupt tun sollen. Viele Reiter vergessen, dass **Sie** die Reitlehre gelesen haben und nicht das Pferd. Viele Pferde haben z. B. Schwierigkeiten mit der Anweisung, ruhig stehen zu bleiben. Anstatt hektisch an den Zügeln zu ziehen, kann aber auch ›Halt!‹ gesagt werden und ein Helfer gibt dem Pferd in diesem Moment etwas zu fressen. Natürlicherweise bleibt das Pferd dann ruhig stehen, um in Ruhe zu fressen. Dann muss man ihm nur noch sagen ›genau das war es, was ich von Dir wollte!‹ Vorhersagbar geht dann ein Aufatmen durch das ganze Pferd: ›… ach, stehen bleiben soll ich, das ist einfach, das kann ich!‹ und es gibt nie wieder ein Problem, jedenfalls nicht mit dem Stehenbleiben."

So weit dieser bereits sehr lösungsorientierte Kommentar.

4.1.5 Rezept Nr. 5: Lösungen statt Probleme

Auf der Basis der therapeutischen Grundhaltungen Empathie, Wertschätzung, Echtheit hat sich auch eine prinzipiell lösungsorientierte Einstellung im praktischen Umgang mit Patienten bewährt. Anstatt hypnotisiert auf reale oder vermeintliche Probleme in der Interaktion mit dem Patienten zu schauen, lohnt es sich, den Blick auf das zu richten, was unser Ziel ist: achtsame, authentische und hilfreiche Begegnungen. Eine lösungsorientierte Grundeinstellung zu haben heißt: Ich schaue auf das Ziel.

Auf sehr pragmatischer Ebene formuliert Steve de Shazer: „Im Allgemeinen erfordern Lösungen einfach, dass jemand etwas anders macht oder etwas anders sieht, was zu einer größeren Zufriedenheit führt" (de Shazer 1993, S. 28). Die Summe der Empfehlungen in seinem Buch „Der Dreh – überraschende Wendungen und Lösungen in der Kurzzeittherapie" lassen sich so zusammenfassen: „Ganz gleich, wie schwierig sich die Interaktion mit dem Patienten gestaltet – richten Sie Ihre ganze Aufmerksamkeit auf die beschwerdefreie Zeit – wie habe ich mich da anders verhalten? – was habe ich da anderes gedacht? – wie habe ich mich da anders gefühlt?"

Probleme neigen dazu, sich selbst aufrechtzuerhalten. Bin ich lösungsorientiert, ist es daher sinnvoll, immer wieder in schwierigen Situationen mit Veränderungen in meinem eigenen Denken, in meinem eigenen Fühlen und Wahrnehmen zu experimentieren. Lösungsorientiertes Denken heißt auch, Aufmerksamkeit auf die Zeit, auf den Ort und die räumlichen Bedingungen der Begegnung zu richten. Ist es mir möglich, auf einer oder mehrerer dieser Ebenen Veränderungen vorzunehmen, sind Lösungen unausweichlich. Auch der lösungsorientierte Ansatz fordert uns auf, sehr bewusst zu sein, mit welcher Grundeinstellung wir uns dem Patienten nähern. Steve de Shazer, der Altmeister der Kurzzeittherapie, bringt es auf den Punkt: „Wenn also der Klient sieht, dass der Therapeut ihn als ›schwierigen Fall‹ behandelt, wird er sich selbst als schwierigen Fall betrachten, und folglich entsteht ein schwieriger Fall." (de Shazer 1993, S. 120)

Denny Yuson-Sánchez wiederum vermittelt gerne in Ausbildungsseminaren die Essenz seiner jahrzehntelangen Therapeutenerfahrung mit dem lösungsorientierten Ansatz so: „Je schwieriger sich der Patient verhält, desto mehr liebevoller Zuwendung bedarf er."

Ich möchte hinzufügen: Wer in sich keine Liebe mehr spürt zu seinen Patienten, wer morgens beim Aufwachen schon mit Widerwillen an seine Patienten denkt, sollte seinen Beruf als Helfer beenden – zumindest aber einen langen, langen Urlaub einlegen. Auch Ihre Patienten brauchen Liebe und keinen Schmerz.

> Im Grunde sind wir alle tatsächlich nicht sehr verschieden. Wir brauchen Liebe und keinen Schmerz. Wir möchten alle eher Zuneigung, Anerkennung und Wertschätzung als Ablehnung, Missachtung und Bestrafung. Die Art und Weise, wie wir bestrebt sind, diese Anerkennung und Liebe zu erhalten, ist oftmals mehr als unangemessen. Und dennoch: Es ist gut, wenn Sie sich bewusst sind, dass jeder, der Ihnen begegnet, bestrebt ist, Anerkennung, Liebe und Zuwendung zu erfahren. Mit diesem Wissen ist es leicht zu verstehen, dass Sie sich oftmals genau mit den Verhaltensanteilen am schwersten tun, mit denen der Patient fälschlicherweise glaubt, Ihre liebevolle Zuwendung erringen zu können.

4.1.6 Rezept Nr. 6: Flexibilität erhöhen

Friedemann Schulz von Thun weist in seinem Grundlagenwerk „Miteinander reden" in Band 3 darauf hin, wie notwendig es ist, seine eigene Fähigkeit der

Flexibilität zu schulen. Er zeigt auf, dass schwierige Interaktionen vermieden oder aufgelöst werden können, wenn wir bei einer Anfrage mehr Wahlmöglichkeiten haben, als nur eine Zusage oder eine Absage zu geben. Die erweiterte Möglichkeit besteht darin, auf eine Anfrage eine Zusage zu geben, die an eine Bedingung geknüpft ist, oder eine Absage zu geben, die mit einem Gegenangebot in Verbindung gebracht wird.

Es ist also wesentlich günstiger, wenn auf eine Bitte nicht nur die Wahlmöglichkeit Ja oder Nein zur Verfügung steht. Auflösen lassen sich schwierige Interaktionen, wenn ich flexible Lösungen anbieten kann, z.B. in Form von „O.k., heute ja, aber das nächste Mal nein". (Abb. 14)

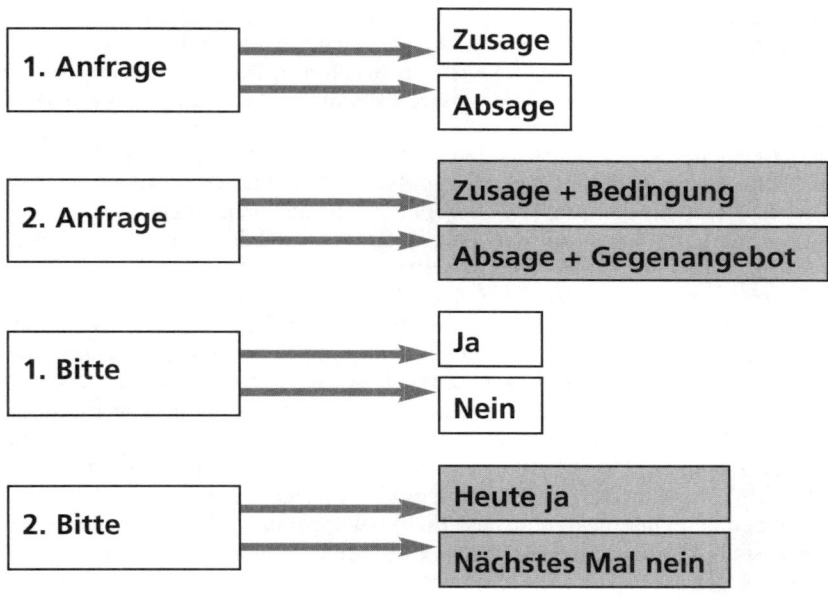

Abb. 14: Wir haben mehr Möglichkeiten als „ja" oder „nein", um auf eine Anfrage zu antworten. In Anlehnung an Schulz von Thun 1999, S. 97, 98

4.1.7 Rezept Nr. 7: Vermeide die Gefahr, bevor sie eintritt

Heyam dhukam anagatam – vermeide die Gefahr, bevor sie eintritt. Diese uralte Anweisung zur Konfliktvermeidung findet sich in den Veden. Die Veden gelten als die ältesten Aufzeichnungen menschlicher Erfahrung. Das Wort Veda selbst bedeutet Wissen.

Dort, wo es in der Interaktion mit dem Patienten schwierig wird, sind Sie gut beraten die Gefahr zu vermeiden, bevor sie eintritt. Zwei Armlängen Abstand zu einem sehr aggressiv-erregten, wütenden Patienten vermindern auf natürliche Weise die Gefahr, dass dem anderen „die Hand ausrutscht". Stellen Sie diesen Abstand langsam her. Bleiben Sie in Bewegung. Sorgen Sie dafür, dass zwischen

Ihnen und dem sehr erregten, wütenden Patienten stets ein Schreibtisch, eine Behandlungsliege oder ein anderes solides Möbelstück steht. (vgl. Linkemer 2000)

Wenn es Ihnen gelingt, den Patienten zum Sitzen aufzufordern, tun Sie es – je tiefer sein Stuhl oder Sessel, umso besser. Der Weg, den er zum körperlichen Äußern seiner Wut zurücklegen muss, ist damit auf jeden Fall länger geworden. Achten Sie darauf, selbst ruhig und natürlich zu reden. Die Aggressionsforschung hat gezeigt, dass die Verhaltensweisen Schlagen oder tätlicher Angriff ganz selten demgegenüber auftreten, der gerade ruhig mit der erregten Person spricht. Oft wird Wut auch bei Patienten ausgelöst von der inneren Überzeugung, dass ihnen niemand zuhört oder sie von niemandem ernst genommen werden. Wir erinnern uns an das Kapitel 1.3.1 „Ein ganz besonderes Motiv besser verstehen". Ebenso wichtig ist es, gegenüber Patienten mit Störungen der Impulskontrolle zu signalisieren, dass Sie ihnen zuhören. Wiederholen Sie den Standpunkt Ihres Patienten in eigenen Worten. So signalisieren Sie ihm auf die deutlichste Art und Weise, dass Sie ihn verstehen. Eine weitere Eskalation wird damit unwahrscheinlicher.

Die Mitarbeiter von Paul Watzlawick, Fisch, Weakland und Segal, schreiben schon 1982 hierzu in ihrem legendären Buch „The Tactics of Change, Doing Therapy Briefly", das deutsch 1987 unter dem Titel „Strategien der Veränderung" erschienen ist: „Es liegt auf der Hand, dass eine Behandlung unter diesen Bedingungen (dass der Patient aggressiv ist) nicht konstruktiv sein kann ..."

Sie empfehlen deshalb, den Patienten direkt darauf hinzuweisen, dieses Verhalten zu unterlassen, und betonen im weiteren Verlauf ihrer Ausführungen ausdrücklich: „Der Therapeut muss dem Patienten zu verstehen geben, dass diese Einschüchterungsversuche aufhören müssen, sonst würde er der Therapie ein Ende setzen. Er kann ganz einfach sagen: Wenn Sie versuchen, mich weiterhin mit Ihren Wutausbrüchen aus der Fassung zu bringen, muss ich die Behandlung abbrechen. Doch der Patient ist sich nicht bewusst, dass er diese Reaktion hervorruft. Er hält sein Verhalten für legitim. Infolgedessen empfindet er die Bemerkungen des Therapeuten als ärgerlich. (›Warum üben Sie fortgesetzte Kritik an mir?‹) Stellt also der Therapeut sein Ultimatum zu unverblümt, ruft das erst recht ein Wutgeheul hervor. Dies kann vermieden und der gute Wille des Patienten zur Mitarbeit gewonnen werden, wenn man das Ultimatum in einem Gesprächston auf gleicher Ebene hervorbringt: ›Eines sollten Sie wissen, das ich für wesentlich halte: Natürlich weiß ich, wie wichtig es ist, seinen Gefühlen Luft zu machen, und dem versuche ich auch bei allen meinen Patienten Rechnung zu tragen. Doch bin ich leider nicht im Stande, mit der notwendigen Intensität auf solche Gefühlsausbrüche einzugehen. Wenn Sie also laut werden und anfangen zu schreien, überschreitet das meine Kompetenz. Unglücklicherweise fühle ich mich dann wie gelähmt, und wenn ich wie gelähmt bin, tauge ich für niemanden. Wenn Ihnen so viel daran liegt, Ihre Gefühle dermaßen intensiv zu äußern, wäre es eine Verschwendung von Zeit und Geld, mit einem Therapeuten zu arbeiten, der sich dabei wie gelähmt fühlt. Wenn Sie dennoch mit mir arbeiten wollen, dann nur unter der Voraussetzung meinerseits, dass Ihre Gefühlsäußerungen weniger emotional vor sich gehen. Es tut mir leid, so bin ich nun einmal.‹"(Fisch, Weakland, Segal 1987, S. 70)

In Bezug auf den drohenden, gewalttätigen Patienten führen sie im weiteren Verlauf aus: „So wie der zornige, muss auch der gewalttätige Patient ermahnt werden, dass weitere Drohungen zum Abbruch der Therapie führen können. In diesem Fall sollte der Therapeut offen zu erkennen geben, dass ihn die Drohungen erschrecken. Unserer Meinung nach besteht der häufigste Fehler von Therapeuten darin, zu verbergen, dass sie sich bedroht fühlen. Wenn der Patient den Therapeuten absichtlich einzuschüchtern versucht, wird er es als Erfolg verbuchen, wenn der Therapeut über die Sache hinweggeht. Wenn dagegen die Drohungen des Patienten auf eine Abwehrhaltung zurückzuführen sind (sodass er nicht wie ein Löwe, sondern wie ein in die Enge getriebener Stier kämpft), wird er wahrscheinlich fortfahren zu drohen, da er die Zurückhaltung des Therapeuten als Missbilligung oder als Rückzug auslegt. In jedem Fall kann der Therapeut weniger Fehler begehen, wenn er in aller Ruhe, aber entschlossen zugibt, dass er sich durch das Verhalten des Patienten bedroht fühlt: ›Tatsache ist, dass Sie mich zu Tode erschrecken, wenn Sie mich anstarren und plötzlich wutschnaubend aufstehen und im Zimmer auf- und abrennen. Ich kann nicht vernünftig denken, wenn ich Angst habe. Und wenn ich nicht klar denken kann, kann ich Ihnen auch in keiner Weise nützlich sein. Ich weiß, es mag sich komisch anhören, doch wenn ich Ihnen irgendwie helfen soll, müssen auch Sie mir helfen.‹ Je nach der Antwort des Patienten kann es damit sein Bewenden haben; oder aber der Therapeut muss, wenn nötig, die Drohung, die Behandlung abzubrechen, noch unmissverständlicher formulieren." (Fisch, Weakland, Segal 1987, S. 72–73)

4.1.8 Rezept Nr. 8 : Irrationale Überzeugungen über Bord werfen

Im Rahmen der Lösungssuche bei schwierigen Interaktionen hat die kognitive Verhaltenstherapie besonderen Wert gelegt auf die im Hintergrund ablaufenden inneren Selbstgespräche. Die von Albert Ellis als irrationale Gedanken bezeichneten ungünstigen Grundannahmen führen nicht nur in vielfältigen Alltagssituationen zu Schwierigkeiten, sondern eben auch und besonders in der Interaktion mit Patienten. Helfer, die besonders häufig Interaktionen als schwierig erleben, haben nicht selten ungünstige oder eben irrationale Überzeugungen wie:

- Ich muss dem Patienten helfen.
- Er muss sich doch helfen lassen.
- Er muss doch tun, was ich ihm sage.
- Ich weiß doch, was für ihn gut ist.
- Es gibt nur entweder oder: Entweder ich kann ganz und gar hilfreich sein oder ich habe versagt.
- Ich muss es allen recht machen.
- Wenn ich dem Patienten gegenüber eine klare Position beziehe, wird es zu Schwierigkeiten kommen.

Mit solchen ungünstigen, irrationalen Grundeinstellungen sind Spannung auf Seiten des Helfers und Widerstand auf Seiten des Patienten vorprogrammiert. Die Herausforderung besteht also darin, sich seiner eigenen Grundüberzeugungen und Grundeinstellungen bewusst zu werden und sie da zu ändern, wo wir sie als irrational erkennen.

Ist es uns möglich, unsere eigene ungünstige Einstellung zu ändern, so werden vorhersagbar viel weniger Patientenkontakte als schwierig oder problematisch erlebt werden. Bei Helfern, die angeben, relativ selten Schwierigkeiten mit Patienten zu erleben, finden wir häufig folgende rationale, hilfreiche Gedanken gegenüber Patienten:

- Ich biete dem Patienten meine Hilfe an, er muss diese Hilfe nicht annehmen.
- Ich achte ihn als Person.
- Er darf ängstlich, misstrauisch, ärgerlich, hoffnungslos, abweisend und uneinsichtig sein.
- Ich erwarte nicht Einsicht des Patienten in seine eigene Unzulänglichkeit.
- Ich bin bereit, meine eigenen Grenzen und Unzulänglichkeiten zu erkennen und offen darüber zu kommunizieren
- Ich bin bereit, gangbare Wege zu gehen.
- Ich bin bereit, relative Fortschritte anzuerkennen, weit entfernt vom Alles oder Nichts.
- Ich bin bereit, mich auch zu erfreuen an: „Es ist etwas besser als das letzte Mal."
- Ich kann nicht allen widersprüchlichen Erwartungen gleichzeitig gerecht werden.
- Ich beziehe klar Position.
- Ich will und werde die Antwort auf die folgenden Fragen für mich selbst entscheiden: Wo komme ich anderen entgegen?, Wo ziehe ich meinGrenzen?, Was erwarte ich von anderen?

> Indem ich eine klare Position dem Patienten gegenüber einnehme, nehme ich auch Einfluss darauf, welche Erwartungen zukünftig an mich gestellt werden. Schwierigkeiten werden vermieden, bevor sie entstehen.

Von Friedemann Schulz von Thun bekommen wir zusätzlich noch den wichtigen Hinweis: „Eine klare Linie haben, bedeutet nicht sturen Eigensinn nach dem Motto Ich gehe meinen Weg, egal was er dazu sagt oder denkt. Der eigene Standpunkt hat sich immer auch im Dialog zu bewähren. Auch hier heißt es für die Führungskraft, wieder die Balance zu halten: Ein klares Rollenverständnis muss sich mit einer dialogischen Haltung verbinden, mit der Bereitschaft sich infrage stellen und belehren zu lassen: ›Die Wahrheit beginnt zu zweit!‹" (Schulz von Thun et al. 2004, S. 20)

Übung 21

Ihre persönlichen irrationalen Helfer-Überzeugungen

Listen Sie die Ihrer Meinung nach irrationalsten Überzeugungen auf, die Sie als Helfer in sich tragen.

(z.B. Ich muss alle meine Patienten heilen; Ich muss von allen Patienten geschätzt werden; Ich darf niemals ...)

Meine irrationalen Überzeugungen sind:

_____

_____

_____

_____

_____

_____

_____

_____

_____

_____

Übung 22

Ihre persönlichen rationalen Alternativen

Ersetzen Sie diese irrationalen Überzeugungen jetzt durch rationale Alternativen. Rationale Alternativen finden Sie, indem Sie sich zu jeder Ihrer irrationalen Annahmen
die beiden entscheidenden Fragen stellen:

Ist das, was ich denke, wahr?

Und

Ist das, was ich denke, hilfreich dabei, mich selbst bei meiner Arbeit mit den Patienten gut zu fühlen und meinen Patienten so förderlich wie möglich zu sein?

Meine rationalen Alternativen:
(z. B. Ich biete dem Patienten meine Hilfe an. Es wird immer Patienten geben, die mich nicht wertschätzen – und das darf so sein!)

4.1.9 Rezept Nr. 9: Selbstfürsorge – ganz pragmatisch

Fassen wir die bis hierher gemachten Aussagen zusammen, kommen wir zu der Essenz, dass ein gutes und effektives Miteinander zwischen Patient und Helfer dann abläuft, wenn es getragen ist von den Elementen Bewusstheit über das eigene Tun und Verständnis für die innere und äußere Situation des anderen. Der Prozess der Interaktion zwischen Patient und Helfer verlangt vom professionellen Helfer zuallererst Bewusstheit und Verständnis. Zum Thema Selbstfürsorge kommen wir gleich. Lassen Sie uns jedoch zuvor die Begriffe Bewusstheit und Verständnis noch einmal näher beleuchten.

4.1.9.1 Bewusstheit

In der Gestalttherapie wird der Begriff Bewusstheit – englisch „awareness" – beschrieben als: „Zustand aufmerksamer Wachheit gegenüber den Dingen, die im jeweiligen Augenblick hier und jetzt in mir, mit mir und um mich herum vorgehen." (Petzold 1973, S. 276)

Wir sind als Helfer gefordert, da zu sein – hier und jetzt. Die Begegnung mit dem Patienten findet immer im Hier und immer im Jetzt statt. Unsere letzte Begegnung mit ihm können wir nicht mehr rückgängig machen. Unsere nächste Begegnung mit ihm liegt noch in der Zukunft. Wir treffen jetzt auf ihn. Jetzt brauchen wir unsere volle Bewusstheit. Jetzt brauchen wir den Zustand aufmerksamer Wachheit über das, was in uns und um uns herum vor sich geht. Wir brauchen awareness – wir brauchen Bewusstheit, wir brauchen Achsamkeit.

4.1.9.2 Verständnis

Es geht zuallererst um unser Selbstverständnis als Helfer. Es geht um unser Verständnis für die Grenzen und Möglichkeiten unseres Helfens. Manuel Horlacher richtete am 9. Oktober 2000 auf dem Fortbildungskongress der Pflegekräfte in der TU München Fragen an die Teilnehmer. Fragen, von denen ich meine, dass sie auch Ihnen hilfreich sind. Fragen, die Ihnen ein klareres Bild ermöglichen über Ihr eigenes Verständnis. Ihr Verständnis über sich in Ihrer Rolle als Helfer. Ihr Verständnis gegenüber dem Patienten. Ihr Verständnis gegenüber dem, was in der Begegnung mit dem Patienten zwischen Ihnen und dem Patienten geschieht:

- Haben wir uns wirklich schon einmal gefragt, ob wir zuhören können?
- Haben wir gelernt, Gespräche zu führen?
- Haben wir gelernt, unser Gegenüber zu respektieren, ernst zu nehmen?
- Haben wir gelernt, andere Lebenswelten als die unseren zu respektieren?
- Haben wir gelernt, dass Lebensqualität etwas Persönliches und Individuelles ist?
- Haben wir gelernt, unseren Arbeitsablauf den Bedürfnissen der Patienten anzugleichen?
- Haben wir gelernt, Patienten geduldig und ihrem Niveau entsprechend Erklärungen für unser Tun zu geben?
- Haben wir gelernt, zu Patienten eine vertrauensvolle Beziehung aufzubauen?
- Haben wir gelernt, mit unseren eigenen Gefühlen umzugehen, sie zuzulassen, sie zu zeigen?
- Haben wir gelernt, mit den Patienten gemeinsam Entscheidungen zu treffen?

- Haben wir gelernt, von anderen Mitarbeitern gleiches Verständnis und Handeln einzufordern?
- Haben wir gelernt, in aussichtslosen und schwierig erscheinenden Situationen professionelle Hilfe einzufordern und zu nutzen?
- Nehmen wir unseren Beruf ernst und bilden wir uns fachlich und persönlich weiter?
- Haben wir für uns persönlich unser Helferverständnis geklärt?

4.1.9.3 Selbstfürsorge

Nun zum Thema Selbstfürsorge: Was meines Erachtens in der Liste der Fragen an uns von Horlacher noch fehlt, sind die Fragen an uns selbst, die ausdrücklich auf die Notwendigkeit zur Selbstfürsorge hinweisen. Fragen, die jeder Helfer sich und seinen Patienten schuldig ist. Fragen, die helfen, Selbstfürsorge als unabdingbare Grundlage einer hilfreichen Begegnung zwischen Helfer und Patient erkennen zu können.

Wir kommen zwangsläufig zu dem Aspekt der Selbstfürsorge, wenn wir einsehen, dass wir als Helfer die Grundlagen für Bewusstheit, Verständnis und hilfreiches Handeln nur auf der Basis eines eigenen körperlichen und geistigen Wohlbefindens auf Dauer zu leisten in der Lage sind.

Am 12. Juni 1997 formulierte es Ulrich Sachse auf einem Symposium über den schwierigen Patienten in Paderborn wissenschaftlich-nüchtern so: „Die Behandelnden müssen auf ihre Selbstfürsorge ebenso achten, wie die Behandelten. Zeitmanagement, eine reflektierte Beziehungs- und Freizeitgestaltung und eine gute körperliche Selbstfürsorge sind unabdingbar." (Sachse et al. 1998, S. 65)

Denny Yuson-Sánchez drückt die Notwendigkeit zur konstanten Selbstfürsorge eines jeden Helfers auf seine eigene kreative Art und Weise aus:

„Wenn Du mit Menschen arbeiten möchtest, brauchst Du drei grundlegende Dinge:

- Du musst mit Deinem eigenen Leben zufrieden sein, so dass Du Dich wirklich gut mit Dir selbst fühlst, wenn Du morgens aufwachst.
- Du brauchst eine Arbeit, die kreativ ist.
- Du brauchst selbst liebende Beziehungen.

Wenn Du diese drei Ebenen in Deinem Leben verwirklicht hast, dann kannst Du mit Menschen arbeiten." (Yuson-Sánchez 1997, S. 54, Übersetzung des Autors)

Schauen wir uns diese so unbeschwert klingenden Selbstfürsorgeforderungen von Denny Yuson-Sánchez genauer an:

- **Du musst mit Deinem eigenen Leben zufrieden sein, so dass Du Dich wirklich gut mit Dir selbst fühlst, wenn Du morgens aufwachst.**

Bin ich mir bewusst, was ich für mich selbst brauche? Gestehe ich mir selbst zu, das, was ich für mich brauche, auch tatsächlich in mein Leben einzuladen oder das, was mir nicht mehr gut tut, aus meinem Leben zu verabschieden? Bin ich bereit, dafür aktiv zu werden? Lebe ich tatsächlich das Leben, das ich leben will? Was hindert mich daran, so zu leben, wie ich leben will? Was wäre der erste praktische Schritt, der auf das Leben zuführt, das ich als mein Leben leben will, so dass ich mich wirklich gut mit mir selbst fühlen kann, wenn ich morgens aufwache?

- **Du brauchst eine Arbeit, die kreativ ist.**
Im ungünstigsten Fall stellt sich tatsächlich die Frage, ob der Arbeitsplatz, an dem ich zurzeit arbeite, wirklich das „Schmerzensgeld" wert ist, das ich als monatliches Gehalt ausbezahlt bekomme. Ingeborg Bachmann fällt mir hier ein mit ihrer düsteren Beschreibung: „Und Monat für Monat sammeln sich die Lohnstreifen in meiner Brieftasche, ausgestellt auf meinen Namen, wie Totenscheine."
Kann ich es mir leisten, mit einer Arbeit fortzufahren, die meinen Geist stumpf und meinen Körper schwer macht?
In den meisten Fällen geht es jedoch mehr darum, aus meinem beruflichen Winterschlaf zu erwachen und wieder mit Anfängergeist auf die täglichen Abläufe zu schauen. Was fühlt sich lebendiger an? Der kratzende Kuli mit abgewetzter Werbeaufschrift oder mein Lieblings-Schreiber, den ich nur zu Hause benütze? Was hilft mir mehr, mich besser zu fühlen: Immer wieder innerlich über ein blödes Patientenformular zu meckern oder mich tatsächlich hinzusetzen und es neu zu erstellen, so wie es mir sinnvoll erscheint? Dies ist in einer kleinen Praxis natürlich leichter zu ändern als in großen Institutionen, manchmal aber auch umgekehrt.
Ablaufstrukturen – wie man es halt macht, sind sie wirklich unveränderbar? Sind Sie bereit, Ihre Kreativität einzubringen und sich selbst damit lebendiger werden zu lassen oder haben Sie bereits abgeschaltet, innerlich gekündigt? Wenn tagein, tagaus der Arbeitsablauf gleich ist, ist es unwahrscheinlich, dass Sie sich noch sehr lebendig und kreativ fühlen.
Nein, es ist nicht egal, ob wir unsere Arbeit – wenn auch gut – irgendwie erledigen oder mit Engagement, Leidenschaft, innerer Beteiligung und damit lebendig, kreativ und befriedigend. Verzichten Sie nicht darauf, Ihrer Arbeit Ihre Handschrift zu geben. Auch Ihre Arbeitszeit ist Ihre Lebenszeit! Der Maßstab ist eindeutig: Freuen Sie sich morgens auf den vor Ihnen liegenden Arbeitstag – oder bedrückt Sie der Gedanke daran bereits am frühen Morgen?
Wir brauchen eine Arbeit, die kreativ ist – also gestalten wir sie uns im Rahmen unserer Möglichkeiten kreativer als sie jetzt ist. Und denken Sie auch hierbei daran: Es gibt mehr als ein **Alles** oder **Nichts**. Auch hier gibt es ein relatives Mehr an Kreativität. Mehr als das, was bisher war, auf jeden Fall. Nutzen Sie Ihre Kreativität auch an Ihrem Arbeitsplatz, um sich Ihre Arbeit kreativer zu gestalten. Sie kennen ja den Werbeslogan: „Nicht immer – aber immer öfter."

- **Du brauchst selbst liebende Beziehungen**
Wenn die Kontakte zu unseren Patienten die einzigen intensiven menschlichen Kontakte sind, die wir in unserem Leben haben, dann kann das auf Dauer nicht gut gehen. Helfer, die sich aus der Situation des Helfens heraus in sexuelle Interaktionen mit Patienten begeben, sind ein warnendes Negativbeispiel dafür. Das Patientenwohl kann nur dann uneingeschränkt im Brennpunkt der Begegnung zwischen Helfer und Patient stehen, wenn Sie sich als Helfer selbst in Ihrem eigenen privaten Leben sozial genährt und zufrieden fühlen.
Irvin D. Yalom merkt hierzu kritisch an: „Manche Therapeuten bekommen Probleme, weil sie ein unerfülltes Liebesleben haben oder zu isoliert sind, um die angemessenen und notwendigen sexuellen Kontakte herzustellen. Natürlich ist es ein schwerer Fehler, in der eigenen Praxis eine Gelegenheit für solche Kontakte zu suchen. Es ist wichtig, dass diese Therapeuten alles tun, um ihre

Lage zu verbessern – sei es durch Einzeltherapie, Ehetherapie, Partnervermittlungen. Wenn ich ihnen in der Therapie oder in der Supervision begegne, würde ich ihnen am liebsten sagen – und tue es oft auch –, dass jede Option, einschließlich des Besuchs einer Prostituierten, dem katastrophalen Entschluss vorzuziehen ist, sexuell mit Patienten zu verkehren; ich würde ihnen am liebsten raten – und tue es oft auch –, eine Möglichkeit zu finden, wie sie ihre sexuellen Bedürfnisse mit einer der Milliarden potenziellen Partnerinnen auf der Welt ausleben können: mit allen außer ihren Patientinnen – letzteres ist aus professionellen und moralischen Gründen einfach völlig unmöglich." (Yalom 2002, S. 209)

An anderer Stelle führt er weiter aus:

„Zusätzlich bleibt noch zu bemerken, dass all die Helfer, denen liebevolle Beziehungen in ihrem eigenen Leben fehlen, dazu neigen, auch in ihrer Arbeit mit Patienten Kühle und Strenge zu verbreiten."

Ich erinnere mich noch gut an einen eigenen Krankenhausaufenthalt, als ich fünf Jahre alt war. Eine strenge Ordensschwester, die Schwestern und Schwesternschülerinnen nannten sie ehrfürchtig „Mutter Oberin", sorgte mit ihrer bloßen Präsenz oft für ein eisiges Schweigen bei uns kleinen Patienten und den Schwestern, wenn sie plötzlich und unerwartet das Krankenzimmer betrat.

Ganz anders die Tage, an denen sie frei hatte und nicht auf Station war. Ein Scherzen und Lachen, Unbeschwertheit bei den Schwestern und vor allem den Schwesternschülerinnen auf Station. Wir kleinen Patienten freuten uns schon auf ihren nächsten freien Tag. Warum sie mir in diesem Zusammenhang einfällt? Weil ich von meinem damaligen Stationsarzt eine strenge Rüge erhielt, als ich nach dem Grund meiner heutigen, aufgedreht guten Stimmung befragt, freimütig herausplapperte: „Na, weil doch heut die ›Mutter Oberin‹ nicht da ist und dann Schwester Helga und Schwester Heidi wieder schön Faxen mit uns machen können."

Sein Kommentar: „Das darfst Du aber so nicht sagen, die ›Mutter Oberin‹ tut alles für Euch. Sie lebt nur für ihre Arbeit hier auf Eurer Station. Sie hat sonst niemanden. Alles was sie tut, tut sie nur für Euch."

Schuldig habe ich mich gefühlt damals, weil ich ja schon geahnt hatte, dass sie in ihrer Tracht so etwas wie eine Heilige sein musste. Aber gedacht habe ich damals trotzdem – und ich weiß es so genau, als wäre es erst gestern passiert: „Mir wäre lieber, sie würde mehr Zeit mit ihren Freunden verbringen und danach mehr Faxen mit uns machen."

Die Top Ten der Selbstfürsorge

Wenn wir die ganze Bandbreite der Selbstfürsorge systematisch einkreisen, kommen wir auf folgende zehn Bereiche, denen wir unsere Aufmerksamkeit nun zuwenden wollen.

- Tägliche Entspannung – Zeiten der Stille, Selbstrückbezug
- Zeitplanung – persönliches Zeitmanagement
- Was ich mir heute Gutes tue (Kunst, Kultur, Erotik, Experimente)
- Meinen eigenen Körper pflegen und trainieren
- Eigenes soziales Netzwerk pflegen
- Andere um Rat fragen

- Über eigene Sorgen und Probleme mit Vertrauten sprechen
- Sich professionelle Hilfe rechtzeitig holen
- Sich regelmäßig fortbilden
- Neugier und Offenheit für neue Erfahrungen beibehalten

Betrachten wir diese zehn Bereiche der Selbstfürsorge im Einzelnen:

1. Tägliche Entspannung – Zeiten der Stille, Selbstrückbezug, Erfahrung der Transzendenz

Nehmen Sie sich jeden Tag Zeit für Stille. Es ist egal, ob Sie dabei auf strukturierte Art und Weise vorgehen oder nicht. Wenn Sie mögen, üben Sie 20 Minuten täglich autogenes Training, die Transzendentale Meditation oder die Tiefenmuskel-Entspannung. Oder machen Sie es sich einfach zur Gewohnheit, 20 Minuten bei einer Tasse Tee am Fenster zu sitzen und den Blick ins Freie schweifen zu lassen – seien Sie achtsam mit dieser Zeit und lassen Sie sich diese Zeit nicht nehmen! Sagen Sie zu sich selbst: „Ja, jetzt nehme ich mir diese Zeit. Das ist jetzt meine Zeit; Zeit, die mir gut tut."

Es ist wichtig, immer wieder bei sich selbst anzukommen. Selbstrückbezug zu erfahren. Die stille Ebene des eigenen Innersten genießen zu können, oder wie es Bernhard Trenkle in seiner Löwengeschichte schön formuliert: „Einfach nur da sein. In sich sein. Ganz in sich sein. In Sicherheit in sich sein." (Trenkle 2002, S. 40)

In seinem Büchlein: „Beginning to see – Anleitung zur Meditation" gibt Sujata in einfachen Worten eine schöne Beschreibung der Vipassana-Meditationsübung: „Ein guter Weg, unsere Aufmerksamkeit, Konzentration und Einsicht zu entwickeln, besteht darin, sorgfältig das Heben und Senken der Bauchdecke zu beobachten. In dieser Übung beginnen wir mit der Beobachtung der offensichtlichen Bewegungen unseres Körpers. Wenn diese uns deutlich sind, werden wir auch fähig sein, die subtileren Bewegungen unseres Geistes wahrzunehmen.

Geh an einen ruhigen Ort und setze Dich in eine bequeme Position, mit geschlossenen Augen und einem geraden, aber nicht verkrampften Rücken. Die Bewegung der Bauchdecke ist immer gegenwärtig. Richte Deine Aufmerksamkeit auf ihre natürliche Auf- und Abbewegung und registriere jeden Teil des Prozesses. Es ist nicht notwendig, die Worte ›heben‹ und ›senken‹ verbal zu wiederholen, oder gar an ›heben‹ und ›senken‹ in Form von Worten zu denken. Stattdessen sei Dir nur des gegenwärtigen Prozesses von Heben und Senken bewusst. Sowie Du zunehmend wacher wirst und den Bewegungen achtsamer folgen kannst, wird Dir bewusst werden, dass Dein Atmen manchmal flach, manchmal tief, manchmal schnell, manchmal langsam und ruhig ist.

Diese Unterschiede solltest Du bemerken, aber ganz gleich wie sie sind, solltest Du in keiner Weise das Atmen beeinflussen und kontrollieren. Beobachte lediglich die Bewegungen, wie sie kommen und gehen, wenn Du wie gewohnt atmest. Während Du das Auf und Ab Deiner Bauchdecke beobachtest, kann es sein, dass Dein Verstand ganz von alleine sich anderen Dingen zuwendet wie z. B. Gedanken, Gefühlen, körperlichen Empfindungen. Diese sollten, sobald sie auftauchen, bemerkt werden: Wenn ein Gedanke Dir in den Sinn kommt, sei Dir des ›Denkens‹ bewusst. Wenn ein Laut in Deine Aufmerksamkeit tritt, registriere das ›Hören‹. Richte dann Deine Aufmerksamkeit wieder bestimmt und ruhig auf den ursprünglichen Gegenstand Deiner Meditation, die Bewegungen der Bauchdecke. Je mehr Konzentration Du für diese ursprüngliche Bewegung entwickelst, desto schneller wirst Du jeden anderen Inhalt Deiner Aufmerksamkeit erkennen, sobald er auftaucht. Bis Dein Geist jedoch wachsam genug ist diese anderen Inhalte sofort zu erkennen, wird er dazu neigen, unachtsam hinter diesen Gedanken, Gefühlen und Empfindungen hinterherzuwandern. Einige Zeit später wirst Du Dir dann bewusst, dass Du tagträumst. Sobald Du Dir bewusst wirst, dass die Aufmerksamkeit von dem gegenwärtigen Moment abgeschweift ist, solltest Du geduldig ›abschweifen‹ registrieren und dass Du nun ›versuchst achtsam zu sein‹. Dann solltest Du liebevoll Deine Aufmerksamkeit auf die Beobachtung des Hebens und Senkens zurückführen." (Sujata 1998, S. 46–48)

Der Philosoph Dr. Wilhelm Schmid aus Berlin mahnt die zur Lebenskunst notwendige regelmäßige Erfahrung der Transzendenz sehr pragmatisch an. In seinem Kurs „Sinn als Quelle des Lebens", den er am 22.11.2003 in Karlsruhe abhielt, berichtete er, dass sehr viele Menschen die gefühlte oder selbst nur gedachte Ebene der Transzendenz als sehr sinngebend und damit regenerierend erleben. „Transzendenz", sagte er, „erfahren wir immer dann, wenn wir etwas überschreiten. Immer dann, wenn man eine Schwelle überschreitet, transzendiert man. Im tieferen Sinn bedeutet Transzendenz das Überschreiten der Endlichkeit. Dieses Überschreiten der Endlichkeit kann Sinnerfahrung stiften." Er führte in diesem philosophischen Seminar weiter aus: „Die Erfahrung zeigt, dass es für viele Menschen Sinn stiftend ist, Erfahrungen zu machen oder Gedanken zu haben, die über das Endliche hinausgehen."

Als praktische Übungen zur Transzendenzerfahrung empfiehlt er: „Schauen Sie nachts mal nach oben in den Sternenhimmel. Nehmen Sie die Entfernungen wahr – und Sie befinden sich denkerisch und gefühlt in der Unendlichkeit. Sterne sind in unvorstellbarer Entfernung über alles Denkbare hinaus ..."

Den mathematisch interessierten Kursteilnehmern empfahl er die Infinitesimal-Rechnung als Tür zur Eröffnung der Unendlichkeitsdimension. Die Anzahl geschriebener Romane oder die Kontemplation über die Anzahl der Sandkörner am Meer mögen für andere eine Ahnung des Darüberhinaus, der Transzendenz, eröffnen.

Der Begründer der Transzendentalen Meditation, Maharishi Mahesh Yogi, in den 1960er-Jahren Meditationslehrer der Beatles, meint zum Thema der Entspannung, des Selbstrückbezugs, der Erfahrung der Transzendenz: „Es ist dargelegt worden, dass das Sein im transzendentalen Feld absoluter Existenz liegt, jenseits der subtilsten Schicht der Schöpfung. Damit diese transzendentale Wirklichkeit erfahren werden kann, ist es notwendig, unsere Aufmerksamkeit durch alle subtilen Schichten der Schöpfung hindurchzuleiten. Nachdem sie die subtilste Ebene erreicht hat, wird sie diese Erfahrung überschreiten (transzendieren) und in das Feld transzendentalen Seins gelangen.

Was finden wir in den groben Schichten der Schöpfung vor? Den Augen sind grobe Dinge sichtbar, den Ohren grobe Geräusche oder Worte hörbar, der Nase grobe Gerüche riechbar, dem Tastsinn eine Vielfalt von Wahrnehmungen fühlbar und der Zunge alle Variationen des Geschmackes schmeckbar. Wir denken, und normalerweise scheint der Denkprozess keine Verbindung mit diesen Wahrnehmungssinnen zu haben. Jedoch schließt der Denkvorgang stets einen oder mehrere der Sinne ein.

Unsere Erfahrung im Feld der Wahrnehmung beweist, dass wir gröbere und subtilere Dinge wahrnehmen. Wir benutzen unsere Augen um zu sehen, unsere Ohren um zu hören usw.; aber wir wissen, dass es eine Grenze gibt, bis zu der die Augen sehen, die Ohren hören können und die Zunge zu schmecken vermag.

Diese Erfahrungsgrenze umreißt den Bereich der groben Schöpfung. Die Augen vermögen solange Formen zu erkennen, als diese eine bestimmte Feinheit nicht übersteigen. Die Ohren können Schall nur in einem bestimmten Frequenzbereich wahrnehmen. Die Nase kann Gerüche nur solange riechen, wie diese stark genug sind. So ist es mit allen Sinnen der Wahrnehmung – sie können nur grobe Objekte erfassen.

So versteht man, dass unsere Erfahrung gewöhnlich auf das grobe Feld der Schöpfung begrenzt ist. Die subtileren Bereiche liegen jenseits unserer gewöhnlichen Erfahrungsmöglichkeit. Wir wissen, dass es Formen gibt, die viel feiner sind, als unsere Augen zu sehen vermögen. Man kann sie durch ein Mikroskop beobachten. Wir wissen, dass es Geräusche gibt, die unsere Ohren nicht zu hören vermögen, sich aber mithilfe eines Verstärkers hörbar machen lassen. Dies zeigt, dass es subtile Schöpfungsbereiche gibt, mit denen wir nicht vertraut sind, weil unsere gewöhnliche Wahrnehmungsfähigkeit auf das Grobe beschränkt ist. Will man das transzendentale Sein erfahren, muss unsere Erfahrungsfähigkeit verbessert werden.

Könnten wir unsere Fähigkeit der Erfahrung mittels irgendeines Sinnes entwickeln oder die Fähigkeit, einen bestimmten Gedanken wahrzunehmen, bevor er die bewusste Ebene des Geistes erreicht, und könnten wir diese Fähigkeit der Gedankenwahrnehmungen so steigern, dass sie den Ursprung des Denkens erreicht, so würde es möglich, nachdem der Ursprung der Gedanken überschritten (transzendiert) ist, den transzendentalen Zustand reinen Seins zu erreichen. Auf diese Weise wird – durch die fortschreitende Erfahrung feinerer Schöpfungszustände mithilfe irgendeines Sinnes bis zum Überschreiten (Transzendieren) der allerfeinsten Wahrnehmung – der Zustand des Seins erreicht.

Da das Sein seiner Natur nach transzendent ist, fällt es nicht in den Bereich irgendeines der Wahrnehmungssinne. Erst wenn die Sinneswahrnehmung ihr Ende erreicht hat, kann man in das transzendentale Feld des Seins gelangen. Solange wir durch die Sinne wahrnehmen, befinden wir uns im relativen Feld. Deshalb kann Sein durch keinen der Sinne erfahren werden. Ferner macht dies deutlich, dass, welchen der Sinne wir auch immer verwenden, zunächst dessen äußerste Erfahrungsgrenze erreicht werden muss. Wird diese dann überschritten, erreichen wir einen Zustand des Bewusstseins, in dem der Erfahrende nicht länger erfährt …

… Ist der subtilste objektive Erfahrungszustand überschritten, verschmilzt die Subjektivität des Individuums mit der **Transzendenz.** Diesen Bewusstseinszustand kennt man als reine Existenz, den Zustand absoluten Seins. Indem man so die Aufmerksamkeit zum Feld der Transzendenz leitet, ist es möglich, das Sein zu berühren und es dabei zu erfahren.

Auf der Ebene des Denkens kann man es nicht erfahren, weil Denken sich stets im Bereich der relativen Existenz vollzieht und das ganze Feld sinnlicher Wahrnehmung in den Grenzen relativer Existenz liegt.

Der transzendentale Zustand reinen Seins befindet sich jenseits allen Sehens, Hörens, Tastens, Riechens und Schmeckens – jenseits allen Denkens und allen Fühlens. Dieser Zustand des unmanifestierten absoluten, reinen Bewusstseins im Sein ist der höchste Zustand im Leben. Ihn zu erfahren, ist durch das Programm der Transzendentalen Meditation leicht möglich.

Der Vorgang, welcher die Aufmerksamkeit zur Ebene des transzendentalen Seins bringt, ist als das System Transzendentaler Meditation bekannt. Dabei wird ein geeigneter Gedanke ausgewählt und die Technik, diesen in seinem anfänglichen Entwicklungsstadium zu erfahren, erlaubt es dem bewussten Geist, systematisch zum Ursprung der Gedanken, zum Feld des Seins, zu gelangen." (Maharishi 2000, S. 75–78)

> Was immer Ihr bevorzugter Weg in die tiefen Bereiche der Stille Ihres Bewußtseins auch sein mag: Versäumen Sie es nicht, sich jeden Tag diese Zeit der Stille, diese Zeit des Selbstrückbezugs, diese Zeit des Eintauchens in die Transzendenz für sich zu nehmen.

Ken Wilber, der bekannte amerikanische Psychologe und Bewusstseinsforscher fasst die heutige Möglichkeit, Meditation wissenschaftlich erfassen zu können, folgendermaßen zusammen: „Im Jahre 1970 veröffentliche R. K. Wallace in der angesehenen Zeitschrift Science einen Beitrag mit dem Titel Physiological Effects of Transcendental Meditation. Wallaces Untersuchungen, die später von anderen bestätigt wurden, zeigten, dass im meditativen Zustand in der Physiologie des Körpers vom Stoffwechsel bis zu den Gehirnwellen sehr reale und manchmal sehr dramatische Veränderungen auftreten. Auf der Grundlage dieser reproduzierbaren Daten kam Wallace zu dem Schluss, dass der meditative Zustand ein vierter Bewusstseinszustand und ebenso wirklich ist wie der Wach-, der Traum- und der Tiefschlafzustand (weil z. B. bei allen vier Zuständen das EEG charakteristische Kurvenbilder liefert). Diese Forschungsarbeit bewirkte möglicherweise mehr für die Legitimierung des meditativen Zustandes (jedenfalls im Westen) als alle vedischen Upanishaden zusammen genommen, denn sie zeigte klar, dass Meditation, was auch immer sie sonst noch sein mag, nicht bloß subjektive Phantasie, wirkungslose Tagträumerei oder eine lethargische Trance ist. Sie ruft dramatische und wiederholbare Veränderungen im ganzen Organismus hervor, vor allem in den elektrischen Potentialen des Gehirns, das als der Sitz des Bewusstseins gilt." (Wilber 1999, S. 62)

2. Zeitplanung – persönliches Zeitmanagement
Die besten Vorsätze zur Selbstfürsorge bleiben auf der Strecke, wenn Sie selbst in Ihrem Tagesplan nicht vorkommen. Treffen Sie Verabredungen mit sich selbst. Gewöhnen Sie es sich an, einen Wochenplan zu erstellen, in dem Sie die Zeiten eintragen, die Sie für sich selbst brauchen. L. Seiwert hat in seinem Buch „Das Bumerangprinzip – mehr Zeit fürs Glück" eine detaillierte Beschreibung dessen gegeben, was an Zeitmanagementstrategien im Alltag nützlich ist. Besonders hilfreich ist sicherlich der Hinweis, sich die Zeit zu nehmen, um sich darüber bewusst zu werden, was Ihnen persönlich in Ihrem Leben wichtig ist. Planung verdient nur dann diesen Namen, wenn Sie sich tatsächlich hinsetzen und systematisch und ganz konkret aufschreiben: Was möchte ich tun in den Bereichen Gesundheit, Familie, Freunde, Beruf, Finanzen? Was möchte ich tun, um genügend viele Zufriedenheitserlebnisse zu haben? Was macht mir wirklich Spaß? Was sind die sonstigen mir in meinem Leben wichtigen Bereiche? Wann genau will ich es tun?

Aus diesen Anregungen von Seiwert habe ich für Sie Arbeitsmaterialien für Ihre persönliche Zeitplanung erstellt.

Übung 23

Was mir wichtig ist

Die Check-Liste „Was mir wichtig ist" befindet sich ebenso wie der Jahresplaner, Monatsplaner und Wochenplaner im Anhang ab Seite 161 und auch auf der beigefügten CD. Sie können sie sich auf DIN A 4-Format ausdrucken lassen. Erstellen Sie sich Ihre ganz individuelle Liste. Überlegen Sie sich, was Ihnen wirklich wichtig ist. Damit können Sie Ihren Wunsch, mehr für sich zu sorgen, auf praktische Art und Weise optimal vorbereiten.

Wenn Sie die Check-Liste ausgefüllt haben, tragen Sie in Ihrem Jahresplaner zuerst die Termine ein, die Ihnen dieses Jahr wichtig sind. In die Monatsplaner können Sie all die Termine eintragen, die Sie dieses Jahr für sich wenigstens einmal pro Monat für wichtig erachten. Der Wochenplan hilft Ihnen dabei, ganz konkret zu werden: Wann genau diese Woche möchten Sie das tun, was Ihnen aus den einzelnen Bereichen wenigstens einmal die Woche zu tun wichtig ist. Die Stundeneinteilung der einzelnen Tage hilft Ihnen festzulegen, wann genau Sie sich Zeit nehmen wollen für sich selbst, um das zu tun, was Ihnen heute wichtig ist.

Lassen Sie mich diese Notwendigkeit zur konkreten Zeitplanung mit den Worten des Philosophen Wilhelm Schmid zusammenfassen: „Die individuelle Einteilung der Stunden ist ein Kunstgriff der Lebenskunst, um die Zeit zu gebrauchen und nicht eines Tages, viel zu spät zu bemerken, dass sie ungenutzt verstrichen ist." (Schmid 2000, S. 74)

Werfen wir nun einen gemeinsamen Blick auf diese Check-Liste.

Erläuterungen zur Checkliste: „Was mir wichtig ist"

Gesundheit

Was möchte ich jeden Tag für meine Gesundheit tun? Was darüber hinaus einmal die Woche? Was zusätzlich einmal im Monat? Was darüber hinaus einmal im Jahr? Habe ich bisher etwas vor mir hergeschoben, was gesundheitliche Not vermeiden oder wenden würde, also notwendig ist?

In diese Spalte hat zum Beispiel Schwester Erika für sich eingetragen: Ich möchte mir jeden Tag morgens eine Trockenbürstenmassage geben, täglich zweimal 20 Minuten meditieren, zehn Minuten Yoga-Übungen machen und mir jeden Tag eine halbe Stunde Zeit lassen, in aller Ruhe mein warmes Mittagessen zu essen. Einmal die Woche möchte ich schwimmen gehen. Wenigstens einmal im Monat werde ich mir einen Saunatag mit anschließender Massage gönnen. Na ja o. k., und mindestens einmal im Jahr möchte ich zum Zahnarzt und zum Frauenarzt gehen.

Familie, Freunde

Was ist mir wichtig in Bezug auf den täglichen Kontakt zu meiner Familie, zu meinem Mann, zu meiner Frau, zu meinen Kindern, zu meinen Freunden? Was brauche ich für mein eigenes Wohlbefinden an täglichen Kontakten mit Menschen, die mir wichtig sind? Wie oft pro Woche will ich zusätzlich das genießen, was Denny Yuson-Sánchez so schön formuliert mit „hanging out with friends", also einfach eine gute Zeit mit Freunden haben, ohne irgendetwas zwanghaft Besonderes dabei tun zu müssen, einfach nur zusammenzusitzen, zu reden oder zu schweigen, einfach zusammen sein. Was darüber hinaus will ich zusätzlich wenigstens einmal im Monat mit meiner Familie, meinen Verwandten, meinen Freunden gemeinsam erleben? Welche Feste, mit wem in diesem Jahr feiern?

Im Hogrefe-Verlag Göttingen veröffentlichten 1989 Schwarzer und Leppin ihre Forschungen unter dem Titel „Sozialer Rückhalt und Gesundheit". Sie unterscheiden fünf Formen des sozialen Rückhalts:

- emotionale Unterstützung, z. B. das Äußern von Wertschätzung und Sympathie, das Trostspenden in Problemsituationen,
- Zusammensein, positiver sozialer Kontakt, z. B. gemeinsame Aktivitäten wie Sport, Kino, Theater, Feste, Essen, aber auch die bloße Anwesenheit von vertrauten und geliebten Personen,
- instrumentelle Unterstützung, d. h. verschiedene Formen konkreter Hilfe bei der Lebensbewältigung, wie z. B. Geld leihen, beim Umzug helfen, im Krankheitsfalle zur Verfügung stehen oder Geschenke erteilen,
- informationelle Unterstützung, d. h. Hinweise oder Ratschläge, die einer Person bei der Lösung eines Problems nützlich sind und Bewertungs- oder Ein-

schätzungsunterstützung, als Spezialfall informationeller Hilfe, d. h. Informationen erteilen, die einer Person dabei helfen, die eigenen Fähigkeiten, Interessen und Bedürfnisse realistischer zu beurteilen. (Schwarzer u. Leppin 1989, in Dick 2003, S. 75)

Beruf

Was neben der Arbeitszeit ist mir wichtig, zusätzlich täglich zu tun in Bezug auf meinen Beruf? Welche Fachzeitschriften möchte ich lesen, welche Seiten im Internet besuchen? Was darüber hinaus einmal die Woche? Was wenigstens einmal im Monat? Was darüber hinaus einmal im Jahr?

Welche Fortbildung beabsichtige ich dieses Jahr zu besuchen? Welche beruflich wichtigen sozialen Kontakte mit anderen Kollegen möchte ich pflegen? Wie viel Zeit möchte ich einem Expertennetzwerk zukommen lassen? Wie groß ist meine Bereitschaft, in meiner Freizeit berufliche Fragen mit anderen Experten meines Fachgebietes zu erörtern, Kontakt mit ihnen zu halten, kollegiale Qualitätszirkel aus eigenem Bedürfnis heraus zu gründen und zu pflegen? Kurzum, wie wichtig ist mir das gute Gefühl, beruflich tatsächlich kompetent zu sein und kompetent zu bleiben?

Finanzen

Was ist mir wichtig in Bezug auf meine persönliche Finanzverwaltung? Was möchte ich jeden Tag, einmal die Woche, einmal im Monat, einmal im Jahr tun, um meine Finanzen zu regeln und den Überblick zu behalten? Zinsen ändern sich, gesetzliche Regelungen ändern sich. Lohnt es sich für mich, mir neben dem Girokonto ein Tagesgeldkonto einzurichten? Ist es im Moment für mich sinnvoll, einen Teil meines Geldes für eine gewisse Zeit fest anzulegen? Wie viel mehr Zinsen kann ich erwirtschaften, wenn ich Geld für ein, fünf oder zehn Jahre anlege? Bin ich bereit, mich damit zu beschäftigen, welche Chancen und Risiken darin liegen, einen Teil meines Geldes, das ich erübrigen kann, in Aktien anzulegen?

Habe ich mich bereits mit einer angemessenen zusätzlichen finanziellen Alterssicherung beschäftigt?

Nehme ich mir in regelmäßigen Abständen Zeit, meine bereits abgeschlossenen Versicherungen zu aktualisieren? Habe ich ein gutes System der Ausgabenkontrolle? Pflege ich ein gutes System der Ablage von Rechnungen, Quittungen und sonstigen wichtigen Steuerunterlagen?

Stehen in meinem Jahresplaner regelmäßige Treffen mit kompetenten Beratern in Finanz-, Versicherungs- und Steuerfragen?

All diese Fragen für sich selbst zu beantworten, ihre Wichtigkeit für sich selbst bewusst festzulegen, hilft Ihnen dabei, in dem Bereich Finanzen den Überblick zu bewahren und auch in finanzieller Hinsicht gut für sich selbst zu sorgen.

Was mir Spaß macht

Zufriedenheitserlebnisse, mir Gutes tun, mich wohl fühlen. All das, was ich im folgenden Punkt drei der Top Ten der Selbstfürsorge bezeichnet habe mit „Was ich mir heute Gutes tue – Kunst, Kultur, Erotik, Experimente". Was möchte ich gerne jeden Tag in meinem Leben haben von dem, was mir gut tut, wovon ich weiß, dass ich mich dabei wohl fühle? Was will ich mir heute nicht nur zum Ausgleich für die Arbeit, sondern als bewusste Gestaltung meines Lebens gönnen? Was darüber hinaus soll mich wenigstens einmal die Woche erfreuen? Was will ich mir zusätzlich einmal im Monat gönnen? Was wenigstens einmal im Jahr? Was überhaupt einmal im Leben?

Sonstiges

Die Rubrik Sonstiges auf der Checkliste habe ich bewusst mit diesem inhaltsoffenen Wort bezeichnet, damit Sie hier die Bereiche eintragen können, die in Ihrem Leben eine besondere Bedeutung für Sie haben. Das, was Ihnen zu leben wichtig ist, wofür Sie Zeit verwenden möchten. Vielleicht sind Sie politisch engagiert oder in einem Verein tätig. Vielleicht finden Sie Erfüllung in der freiwilligen Arbeit für Ihre Kirchengemeinde, für soziale Projekte, für den Umweltschutz oder den Tierschutz, bei kulturellen oder künstlerischen Projekten. Also alle sonstigen Bereiche, die Ihnen in Ihrem Leben wichtig sind. Der Schweizer Psychologe Andreas Dick fand in seinen Forschungen über menschliches Glück Folgendes: „Studien in westlichen Ländern stellten außerdem fest, dass Leute, welche sich in ehrenamtlichen Tätigkeiten im Rahmen von Kirchen, Vereinigungen, politischen Organisationen usw. engagieren, glücklicher sind als Leute, die sich nicht ehrenamtlich betätigen." (Dick 2003, S. 69) Was möchten Sie in diesen Bereichen tun? Was möchten Sie jeden Tag tun, was einmal die Woche, einmal im Monat, einmal im Jahr oder wenigstens ein einziges Mal in Ihrem Leben?

Nehmen Sie sich Zeit, Ihre persönliche Checkliste zu bearbeiten. Es lohnt sich herauszufinden, was Ihnen wirklich wichtig ist. Es lohnt sich für Sie sich Klarheit darüber zu verschaffen, was es für Sie bedeutet, Ihr Leben so zu leben, dass Sie am Ende Ihres Lebens tatsächlich sagen können: „Ja, ich bin zufrieden mein Leben genauso gelebt zu haben, wie ich es gelebt habe."

Bodo Schäfer, der bekannte Vermögensberater, hat meiner Meinung nach Recht, wenn er darauf hinweist, dass Sie, wenn Sie etwas vorhaben, dies innerhalb von 72 Stunden auch tatsächlich angehen sollten. Damit haben Sie die beste Chance, Ihr Vorhaben wirklich in die Tat umzusetzen.

Bei einer Fortbildungsveranstaltung mit Matthias Hartmann, einem Kollegen aus Münster, der sehr viel mit an Krebs erkrankten Patienten arbeitet, wurde uns Seminarteilnehmern folgende Aufgabe gestellt: „Stellen Sie sich vor, dass Sie jetzt die Diagnose Krebs erhielten und noch genau ein Jahr zu leben hätten. Sie könnten schmerzfrei alles tun, wozu Sie sich entscheiden. Danach aber müssten Sie unabwendbar sterben."

Was genau würden Sie noch in Ihrem verbleibenden Lebensjahr tun wollen? Wen würden Sie gerne noch einmal treffen, was noch unbedingt erleben wollen, bevor Sie sterben müssten? Was würden Sie noch gesehen haben wollen – kurzum, was sollte noch in Ihrem Leben stattfinden, in Ihrem verbleibenden Lebensjahr? Wir bekamen Zeit, damit sich jeder von uns mit seinem Notizblock in eine ruhige Ecke zurückziehen konnte, und ich begann zu schreiben und schrieb und schrieb. Heute, 14 Jahre später, habe ich viel von dem gelebt, was mir damals als besonders lebenswert erschien. Und ich bin froh darum. Froh darüber, dass mich diese Seminaraufgabe dazu gezwungen hat, genau hinzuschauen, was an unausgesprochenen Wünschen in mir zur Erfüllung auf den Sankt-Nimmerleinstag gewartet hatte.

Gerade heute, einen Tag, nachdem ich aus St. Petersburg anlässlich der Wiedereröffnung des Bernsteinzimmers im Rahmen der 300-Jahr-Feier der Stadt zurückgekommen bin, muss ich meinem 70-jährigen Patienten Recht geben, der sagte: „Ich bin froh um jede weite Reise, die ich in jüngeren Jahren gemacht habe. Heute würde es mir körperlich zu mühsam sein und auch zu viele Schmerzen bereiten."

Und nicht zuletzt gewinnt das Lied der Gruppe „Geier Sturzflug" aus den 1990er-Jahren anlässlich der jüngsten Ereignisse der Weltgeschichte wieder hohe Aktualität, wenn es um das Thema aufgeschobener Lebensträume geht: „Besuchen Sie Europa, solange es noch steht."

Oder lassen Sie sich von Mark Twain ermutigen, Ihre Träume zu verwirklichen: „In 20 Jahren wirst du größere Enttäuschung spüren über das, was du versäumt hast, als über das, was du getan hast. Mach die Leinen los. Verlasse den sicheren Hafen. Fang den Passatwind in deinen Segeln. Erforsche. Träume. Entdecke."

3. Was ich mir heute Gutes tue (Kunst, Kultur, Erotik, Experimente)

Dieser Punkt drei aus den Top Ten der Selbstfürsorge kann jenseits unserer Überlegungen, die wir in den vorangegangenen Ausführungen zum Zeitmanagement bereits angestellt haben, gar nicht genügend betont werden.

Selbstfürsorge bedeutet vor allem, sich auf liebevolle Art und Weise alles erdenklich Gute zu tun: Singen Sie in der Dusche. Vielleicht haben Sie auf der Fahrt nach Hause nach einer Biegung auf der Landstraße einen unerwarteten Blick auf die untergehende Sonne. Genießen Sie den Sonnenuntergang, der sich Ihnen als Feierabendgeschenk anbietet. Nehmen Sie sich einige Minuten, diese friedvolle Stimmung in sich aufzunehmen. Genießen Sie das gute Gefühl, die Zeit anzuhalten.

- Gönnen Sie sich das Gefühl, der Bedienung ein großzügiges Trinkgeld gegeben zu haben.
- Lernen Sie neue Freunde kennen und pflegen Sie den Kontakt zu Ihren alten Freunden.
- Benutzen Sie ab und zu das gute Geschirr und das Tafelsilber, einfach so während der Woche.
- Spielen Sie mit Ihrem Hund oder Ihrer Katze.
- Gehen Sie mit Ihrer besten Freundin ins Kino.
- Besuchen Sie mal wieder ein Fußballspiel Ihrer Lieblingsmannschaft.
- Gehen Sie einfach heute Abend mal wieder in die Disco.
- Singen Sie in einem Chor Ihrer Wahl.
- Besuchen Sie ein Konzert.
- Stöbern Sie im Antiquariat.
- Schlendern Sie über den Flohmarkt.
- Gehen Sie zu einer Vernissage.
- Besuchen Sie einen Kurs an der Volkshochschule.
- Oder wenn Sie es noch spannender haben wollen, buchen Sie ein Seminar zum Thema Lebenskunst, Vision und Bewusstsein, bei dem es Ihnen schon bei der Anmeldung im Bauch kribbelt. Seminare, die Ihnen nicht Erleuchtung, Liebe und den nicht endenden Orgasmus versprechen, aber sehr wohl Zunahme an Lebensfreude, Sinnlichkeit und Weisheit in den täglichen Entscheidungen.
- Wenn Sie bereits dreimal im Urlaub auf Mallorca waren, Teneriffa, Rhodos,

Ibiza und die Strände von Portugal schon kennen, lohnt es sich Ausschau zu halten nach Angeboten zur Verführung zur Lebenskunst, etwa nach Anbietern von ganzheitlichen Reisen und essentiellen Seminaren an besonderen Orten.
- Genießen Sie Ihre Sinnlichkeit: sehen, hören, riechen, schmecken, tasten, spüren.
- Machen Sie einmal im Monat etwas, was Sie noch nie zuvor gemacht haben.
- Pflanzen Sie einen Baum an Ihrem Geburtstag.

Jean Paul beschreibt diese Fähigkeit, sich jeden Tag etwas Gutes zu tun, liebevoll in seinem Roman „Leben des vergnügten Schulmeisterlein Maria Wutz in Auenthal": „Und, wenn er nach einem schweren Tag die ausgetretenen Stufen zu seiner Kammer nach oben stieg, zog er seinen Gehrock aus, legte sein Nachthemd an, zog die Schlafmütze auf, kuschelte sich in sein Bett und sagte zu sich selbst: ›Siehste, nun ist es doch vorbei.‹ Eine andere Art, mit dem Leben gut umzugehen, bestand darin, sich etwas besonders Gutes für den nächsten Morgen aufzubewahren, seien es ein paar besonders spannende Seiten aus Robinson Crusoe oder ein Stück Marmorkuchen."

So jedenfalls glaubte ich, es aus meiner Schulzeit in Erinnerung zu haben. Da mich nun aber in den Tagen, nach denen ich diese Zeilen mutig in absoluter innerer Überzeugung geschrieben hatte, doch der Zweifel heimsuchte, schaute ich noch einmal direkt bei Jean Paul nach ... – und siehe da, das Original lautet noch schöner: „Bloß dem Schulmeisterlein hatte diese Kreuzschule wenig an; den ganzen Tag freute er sich auf oder über etwas. ›Vor dem Aufstehen‹, sagt er, ›freu ich mich auf das Frühstück, den ganzen Vormittag aufs Mittagessen, zur Vesperzeit aufs Vesperbrot und abends aufs Nachtbrot – und so hat der Alumnus Wutz sich stets auf etwas zu spitzen.‹ ...

›Abends‹, dacht er ›lieg ich auf alle Fälle, sie mögen mich den ganzen Tag zwicken und hetzen, wie sie wollen, unter meiner warmen Zudeck und drücke die Nase ruhig ans Kopfkissen, acht Stunden lang.‹ – Und kroch er endlich in der letzten Stunde eines solchen Leidentages unter sein Oberbett: so schüttelte er sich darin, krempte sich mit den Knien bis an den Nabel zusammen und sagte zu sich: ›Siehst du, Wutz, es ist doch vorbei‹.

Ein anderer Paragraph aus der Wutzischen Kunst, stets fröhlich zu sein, war sein zweiter Pfiff, stets fröhlich aufzuwachen – und um dies zu können, bedient' er sich eines dritten und hob immer vom Tage vorher etwas Angenehmes für den Morgen auf, entweder gebackene Klöße oder ebensoviel äußerst gefährliche Blätter aus dem Robinson, der war ihm lieber als Homer – oder auch junge Vögel oder junge Pflanzen, an denen er am Morgen nachzusehen hatte, wie nachts Federn und Blätter gewachsen.

Den dritten und vielleicht durchdachtesten Paragraphen seiner Kunst fröhlich zu sein, arbeitete er erst aus, da er Sekundaner ward: er wurde verliebt." (Jean Paul, 1763–1825, zitiert aus dem insel taschenbuch 1685 von 1995, S. 21–22)

Das alte Sprichwort „Erst die Arbeit, dann das Spiel" scheint wirklich nicht sehr sinnvoll zu sein. Wenn die Arbeit immer mehr wird, bleibt zum Spielen meist keine Zeit mehr. Doch wer nicht genießt, wird ungenießbar – hier gebe ich Konstantin Wecker uneingeschränkt Recht. Sie selbst müssen sich die Erlaubnis geben zum Genießen. Je mehr Sie hart arbeiten, für Ihre Patienten das Beste zu geben bemüht sind, umso mehr wird es zu einer „Not"wendigkeit, sich selbst Gutes zu tun.

Burnout entsteht, wenn Helfer und Patient am Ende einer Interaktion den „Telefonhörer" nicht auflegen. Meiner Meinung nach ist dies ein wichtiger Punkt der Selbstfürsorge. Bemühen Sie sich, jede hilfreiche Begegnung mit dem Patienten so zu beenden, dass beide ohne „Energiehäkchen" von dannen gehen können. So vermeiden Sie auch jede ungesunde Form der Infantilisierung des Patienten, wenn Sie ihn nach jeder angemessenen Intervention wieder in seine Eigenverantwortlichkeit entlassen und auch innerlich völlig loslassen können.

> Wenn Sie berufliches Burnout als Helfer vermeiden wollen, ist es unabdingbar, dass Sie sich in dieser professionellen Ge-Lassen-heit zusätzlich ein ausreichendes Maß an täglichen, unbeschwerten Zufriedenheitserlebnissen gönnen.
>
> **Kunst, Kultur, Erotik, Experimente!**
>
> Lassen Sie den Homo Ludens, den sinnlich spielerischen Anteil in sich, nicht zu kurz kommen. Ihr eigenes inneres Kind braucht Ihre liebevolle Zuwendung. Auch heute.

Übung 24

Ihre persönlichen Zufriedenheitserlebnisse

Erstellen Sie sich hier Ihre ganz persönliche Wohlfühl-Liste, Ihre ganz persönliche Top Ten Genussliste. Vergessen Sie dabei nicht die ganz kleinen Dinge des alltäglichen Lebens.

(z. B. etwas mit Freunden unternehmen; Zärtlichkeiten austauschen; gemütlich faulenzen ...)

Dies ist meine ganz persönliche Was-mir-richtig-gut-tut-Liste
Woran ich Spaß habe, was mir gut tut, was mir Zufriedenheitserlebnisse gibt, ist:

1 _____

2 _____

3 _____

4 _____

5 _____

6 _____

7 _____

8 _____

9 _____

10 _____

4. Meinen Körper pflegen und trainieren

Wir haben nicht nur einen Körper, zuallererst sind wir unser Körper. Sicherlich sind wir weit mehr, aber zuallererst sind wir unser Körper. Wenn Sie auf nicht liebevolle Art und Weise mit Ihrem Körper umgehen, ist das gleichbedeutend damit, nicht sehr liebevoll sich selbst gegenüber zu sein. Experimentieren Sie. Finden Sie heraus, was Ihnen wirklich Spaß macht. Sei es nun Joggen, Fahrradfahren, Schwimmen, Nordic-Walking, lange Spaziergänge, Wandern, Klettern, Übungen an Geräten, Fußballspielen, Handballspielen, Volleyballspielen, Basketballspielen, Reiten, Yoga, Tai-Chi, Tanzen, Sauna, Massage, Kosmetik, das genüssliche Entspannungsbad oder, oder, oder.

> Was immer Ihnen hilft, sich in Ihrem Körper und mit Ihrem Körper wohl zu fühlen, vertieft die Grundlage entspannter Interaktionen mit Ihren Patienten.

In den Worten des Philosophen W. Schmid klingt das so: „... sich selbst die Aufmerksamkeit zu widmen, derer man bedarf; achtsam zu sein, ein pflegliches Verhältnis zu sich selbst zu begründen und die Selbstfreundschaft zu suchen, um so den inneren Zusammenhalt zu stärken, der auch äußerlich das Selbst zu tragen vermag." (Schmid 2000, S. 145)

Ein paar Seiten später führt er weiter aus: „Die Körperkultur, mit deren Hilfe die Pflege der Seele möglich ist, könnte eine Kunst der Berührung umfassen. Die Berührung dient dazu, körperliche und, zugleich damit, seelische Energie zu aktivieren und in Bewegung zu halten, ein Element der Gesundheit und des Wohlbefindens, das demjenigen der fünf Sinne zu verdanken ist, der durch die Haut geht." (Schmid 2000, S. 149)

Auf empirischer wissenschaftlicher Ebene lieferten Turner und seine Kollegen 1999 den Nachweis darüber, dass bei Frauen nach einer angenehmen Massage der Plasmaoxytocin-Spiegel deutlich erhöht war. Oxytocin wird in neuesten psychobiologischen Forschungen in direkten Zusammenhang gebracht mit einer Zunahme an sozial-fürsorglichem Verhalten und einer Abnahme von Angst und Stress (Heinrichs u.a. 2003).

Vielleicht sind es genau diese Auswirkungen, die das zunehmend große Interesse erklären, das in den letzten Jahren für ayurvedische Massagen zu beobachten ist. Mit warmem Öl massieren hier traditionell zwei Therapeuten gleichzeitig den Patienten. Vierhändige Synchronmassage mit speziell ausgewählten Ölen zur Aktivierung der 5 Millionen Nervenenden der Haut – für viele die Möglichkeit der Erfahrung von Wellness pur.

5. Eigenes soziales Netzwerk pflegen

Die klassischen Gesundheits-Risikofaktoren sind bekannt: Übergewicht, Bewegungsmangel und Alltagsdrogen. In mehreren Studien wurde jedoch der Faktor der sozialen Isolation als ein weiterer äußerst bedeutsamer Risikofaktor für körperliche und seelische Gesundheit beschrieben. In einer dieser Studien wurde zum Beispiel an der Universität Göteborg festgestellt, dass in einem sieben Jahre umfassenden Beobachtungszeitraum beruflich stark belastete Führungskräfte, die über ein gut funktionierendes soziales Netzwerk verfügten, zwei Drittel weniger Herzinfarkte, Bluthochdruckkrisen und Gefäßerkrankungen erlitten im Vergleich zu ihren sozial isolierten Kollegen.

Der Kollege Konrad Reschke aus Leipzig beschreibt liebevoll, wie es zu dem Begriff des sozialen Netzwerks gekommen ist. Er schreibt: „Wenn wir die Spuren der Geschichte des Netzwerkbegriffes zurückverfolgen, werden wir in den kleinen norwegischen Kirchensprengel Bremnes geführt, in dem der Anthropologe John Barnes mit einer Gemeindestudie befasst war.

Es ist in den frühen 50-er Jahren. John Barnes möchte als Anthropologe die innere soziale Struktur dieses kleinen Fischerdorfes herausfinden. Wie soll er das, was er gefunden hat, begrifflich abbilden? Man erzählt sich folgende Geschichte:

In der Nachmittagssonne sitzt Barnes auf einem Dock, um ihn herum kleine Fischerboote, aus denen der Tagesfang ausgeladen wird. Ein Fischernetz wird ausgebreitet und aufgehängt. Als die Sonne durch die Muster von Knoten und Schnüren scheint, hatte der Anthropologe seine Metapher für die Symbolisierung der Beziehungsmuster, in die die Menschen in einer lokalen, kleinen Gemeinde eingebunden sind.

Die Vorstellung, Menschen und ihre sozialen Beziehungen zueinander als netzähnlich zu betrachten, ist von bemerkenswerter Schlichtheit: Menschen werden mit Knoten gleichgesetzt, die durch Linien oder Bänder mit anderen Menschen, die ihrerseits Knoten darstellen, in Verbindung stehen." (Reschke et al. 1994, S. 106)

Ausgehend von dieser Grundüberlegung zum sozialen Netzwerk hat Reschke eine Matrix erstellt, in der es jedem möglich ist, sich einen schnellen Überblick zu verschaffen, wie sein derzeitiges soziales Netzwerk aussieht (Reschke et al. 1994, S. 107).*

---

*) Christina v. Puttkamer hat für Sie das Layout grafisch neu gestaltet, damit Sie sich Ihres derzeitigen eigenen sozialen Netzwerks noch leichter bewusst werden können.

Selbstfürsorge – ganz pragmatisch

Übung 25

Ihr persönliches soziales Netzwerk

Soziale Unterstützung mindert Belastung und Stress. Ihr soziales Netzwerk bedarf aber auch immer wieder der aktiven Pflege, um für alle Beteiligten nährend zu bleiben.

Nehmen Sie sich deshalb jetzt das Arbeitsblatt auf der nächsten Seite, und gönnen Sie sich die Zeit, sich Ihres eigenen sozialen Netzwerks bewusst zu werden. Tragen Sie von all den Menschen, die Ihnen lieb und wert sind, am besten jeweils die Namen mit der dazugehörigen Telefonnummer in die entsprechenden Quadranten ein.

Betrachten Sie in aller Ruhe Ihr eigenes soziales Netzwerk, damit Sie sehen können, wo Sie Erweiterungen oder Veränderungen vornehmen möchten.

Mit wem wünschen Sie sich in der nächsten Zeit mehr Kontakt?

In der nächsten Zeit wünsche ich mir mehr Kontakt mit:

1 _____

2 _____

3 _____

Wen möchten Sie heute noch anrufen?

Ich möchte heute noch anrufen:

1 _____

2 _____

3 _____

Rezeptsammlung – das Beste aus Theorie und Praxis

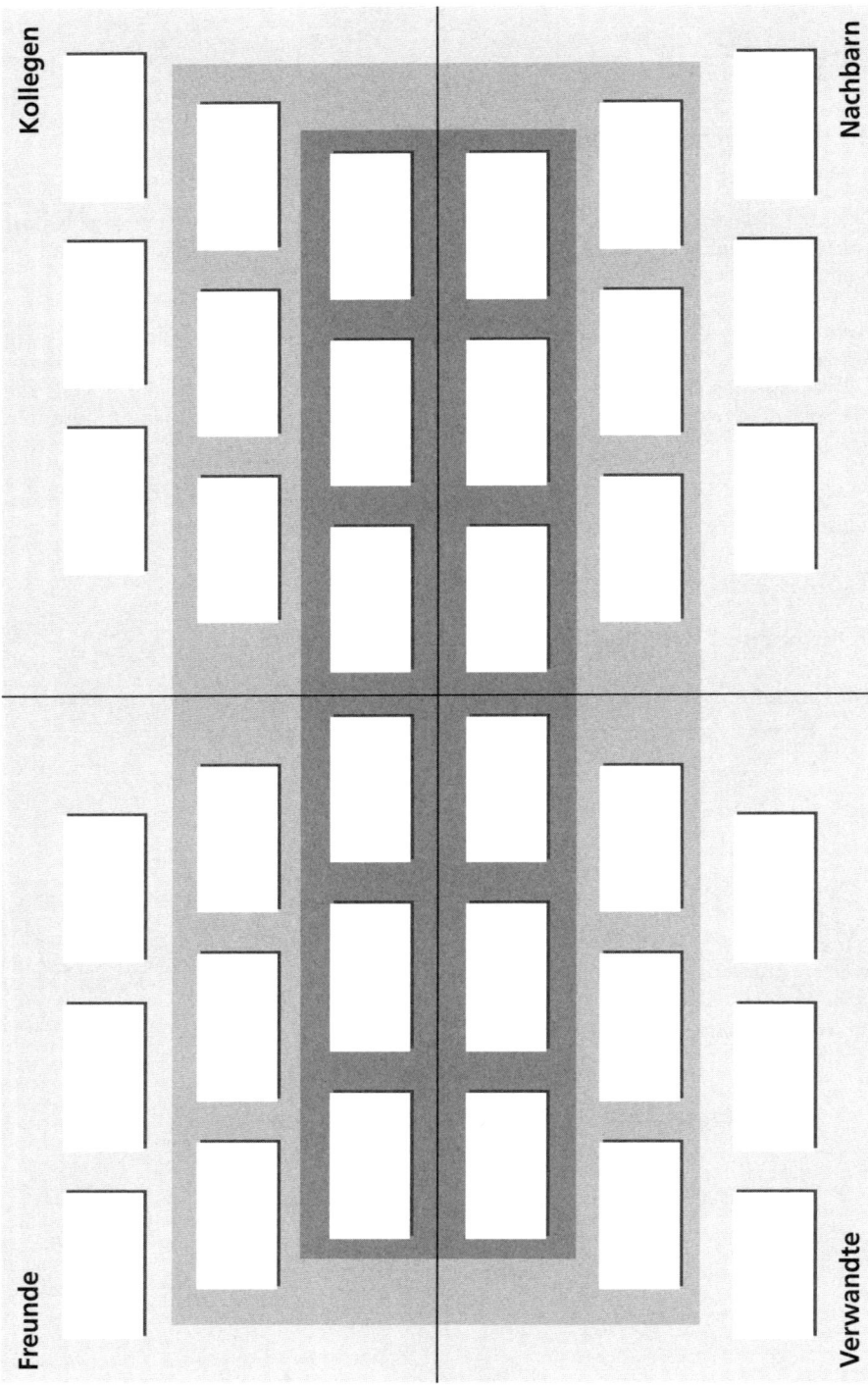

In dieser Darstellung sehen wir, dass unser soziales Netzwerk grundlegend aus Kontakten mit Freunden, Kollegen, Nachbarn und Verwandten besteht. In diesen vier Basisbereichen sozialer Interaktionen lassen sich wiederum leicht drei Ebenen festlegen: Rand, Mitte, Kernbereich.

Freunde im äußeren Bereich würde man eher Bekannte nennen. Auch eher lose Bekanntschaften können in dieses Feld eingetragen werden, z. B. der vertraute Kellner, der unser Lieblingsgetränk und unsere Lieblingsspeise innerlich gespeichert hat und unsere Bestellung schon beim Eintritt mit einem herzlich strahlenden „Wie immer?" aufnimmt.

Im mittleren Bereich finden wir dann die Menschen, die wir als gute Freunde bezeichnen, während der Kernbereich dem Busenfreund der Busenfreundin vorbehalten ist. Die Freunde, von denen wir wissen, dass wir sie nachts um drei Uhr anrufen können, wenn sich irgendetwas Wichtiges in unserem Leben ereignet hat, sind in diesem Kernbereich angesiedelt.

Betrachten wir den Bereich der Kollegen, so haben wir auch hier die Dreiteilung: der Bereich der Kollegen, mit denen Sie zusammen am Arbeitsplatz Ihre Arbeitszeit verbringen. Im mittleren Bereich diejenigen, mit denen Sie es genießen, in der Kaffeepause zu entspannen. Im innersten Bereich schließlich diejenigen, mit denen Sie gemeinsam Sport treiben, möglicherweise in Urlaub fahren, kurz, zu denen eine Freundschaft besteht.

Für den Bereich der Nachbarn gilt Vergleichbares: Diejenigen, die in Ihrer Nachbarschaft wohnen, denen Sie freundlich zugewandt sind, sind im äußeren Bereich angesiedelt. Nachbarn, bei denen Sie öfters mal zum Gartenfest eingeladen sind, und die bei Ihnen zur Grillparty vorbeikommen, gehören dem mittleren Bereich an. Und letztlich die Nachbarn, von deren Wohnung Sie die Schlüssel haben, die Ihren Hund in Pflege nehmen, gehören Ihrem innersten Bereich nachbarschaftlicher Kontakte an. Eine Ebene von Nachbarschaft, die wiederum bereits den Namen Freundschaft verdient.

Richten wir zum Schluss dieser Analyse unseren Blick auf den Bereich der Verwandtschaft. Diejenigen, die Sie bei familiären Großveranstaltungen treffen, also bei Hochzeit, Taufe, Konfirmation oder Kommunion, gehören zu Ihrem Verwandtschaftsaußenbereich. Tante Frieda und Onkel Leonhard, die Sie ganz gerne an Wochenenden besuchen, finden sich in der Mitte Ihres Verwandtschaftsfeldes. Ihr Mann, Ihre Frau, Ihr Kind, Ihre Eltern, Ihre Geschwister, also all diejenigen, die Sie nachts um drei Uhr anrufen können, wenn es notwendig ist, könnten den Kern Ihres familiären Netzwerks bilden.

Ich persönlich kenne niemanden, der in allen vier Bereichen alle drei Felder gleich dicht belegt hat. In manchen Familien gab es nach den Erbstreitigkeiten ein so tiefes Zerwürfnis, dass ein Verlust aller verwandtschaftlichen Beziehungen in diesem Arbeitsblatt sichtbar wird. Manch einer von Ihnen lebt vielleicht in einem Hochhaus, in dem kaum einer weiß, wie der nächste Nachbar heißt. Andere haben Arbeitsplatzsituationen, in denen Kampf und Mobbing das Alltagsleben bestimmen und jeder mit jedem auf Kriegsfuß steht. Und wiederum andere haben es im Bereich der Freundschaft durch berufliches Überengagement fertig gebracht, dass keiner der früheren Freunde mehr anruft, weil die stereotype Antwort auf Einladungen zu gemeinsamen Unternehmungen war: „Oh, ich kann leider nicht." In kürzester Zeit kann es so zu sozialer Isolation kommen.

Doch auch vorhandene dicht geknüpfte soziale Netzwerke sind ein lebendiges Gewebe, das ständiger Pflege bedarf. Das Tragische liegt oftmals darin, dass wir von unserem besten Freund annehmen, ihn nicht anrufen zu müssen, weil er ja am besten versteht, dass wir keine Zeit haben. Stattdessen verbringen wir unsere Zeit mit Menschen, die uns weniger nahe stehen, weil wir glauben dazu verpflichtet zu sein. Das Bild vom „Beziehungskonto" kann uns hier helfen, wach zu bleiben. Soziale Beziehungen bedürfen immer wieder erneuter „Einzahlungen" in Form von Gesprächen, gemeinsamen Unternehmungen, gegenseitigen Hilfestellungen. Auf der anderen Seite sind Abbuchungen von diesem Beziehungskonto nahezu unvermeidbar: längere Zeit nichts von sich hören zu lassen, ein vergessener Geburtstag, ein nicht eingehaltenes Versprechen, oder einfach nur eine achtlose Bemerkung.

> Beherzigen Sie den Rat von Denny Yuson-Sánchez: „Make love visible" – zeigen Sie den Menschen, die Sie mögen, Ihre Zuneigung. Teilen Sie Ihnen mit, was Sie beschäftigt, hören Sie zu, was den anderen beschäftigt. Verbringen Sie Zeit miteinander. „Hanging out with friends ..." – das Bild von gemütlich auf der Wäscheleine nebeneinander hängenden Wäschestücken, die genüsslich im warmen Wind baumeln.

Die Forschungsgruppe um die Professorin Ulrike Ehlert von der Universität Zürich, Abteilung klinische Psychologie, hat im September 2003 beeindruckende neueste Forschungsergebnisse zum Thema soziale Unterstützung vorgelegt. Auf der Verhaltenstherapiewoche in Freiburg berichtete aus dieser Forschungsgruppe Markus Heinrichs darüber, wie soziale Unterstützung psychosozialen Stress nachweislich reduzieren kann. 37 gesunde Männer wurden dem Trierer sozialen Stresstest (TSST) ausgesetzt. Ein Teil der Versuchspersonen war vor dieser experimentell ausgelösten Stresssituation ohne soziale Unterstützung. Die Stresssituation bestand darin, einen öffentlichen Vortrag zu halten und vor einem Publikum öffentlich Kopfrechenaufgaben zu lösen. Nach der Stresssituation zeigten sie einen deutlichen Anstieg des freien Cortisols im Speichel. Freies Cortisol im Speichel gilt als direkter biologischer Indikator für Stress. Eine besonders hohe Konzentration weist auf eine besonders intensive Stressreaktion hin.

Die Versuchspersonen, die Gelegenheit hatten, zehn Minuten vor dem Stress auslösenden Experiment soziale Unterstützung zu erfahren, zeigten einen signifikant niedrigeren Anstieg dieser körperlichen Stressreaktion. Bei den Personen ohne soziale Unterstützung stieg das Cortisol im Speichel um 15,1 nmol/l an. Die Personen, die zehn Minuten vor der Stresssituation mit einem für sie wichtigen Menschen zusammen sein konnten, also mit ihrem besten Freund oder ihrer besten Freundin die Vorbereitungszeit verbrachten und somit gestärkt durch die soziale Unterstützung in die Stresssituation hineingehen konnten, hatten nur einen Anstieg von 3,6 nmol/l (Heinrichs 2003). Also viermal weniger Stress in der gleichen belastenden Situation mit einem guten Freund an der Seite!

John Lennon und Paul Mc Cartney hatten es bereits intuitiv vollkommen richtig erfasst, als sie den Titel für die Beatles schrieben, den Joe Cocker Jahre später noch einmal um die Welt gehen ließ:

With A Little Help From My Friends

„I get by with a little help from my friends.
I get high with a little help from my friends.
Going to try with a little help from my friends."

(Ich schaffe es mit ein bisschen Hilfe meiner Freunde.
Ich werde high, komme also richtig gut drauf,
mit ein bisschen Hilfe meiner Freunde.
Ich werde es versuchen mit ein bisschen Hilfe meiner Freunde)
– Übers. des Autors.

Aktuell verfügbare, instrumentelle und emotionelle soziale Unterstützung wurde neben der eingangs schon erwähnten Göteborg-Studie auch noch in einer Vielzahl weiterer Studien als machtvoller Anti-Stressfaktor bestätigt. Ucchino und Garvey berichten 1997 über nachweisbar verringerte Herzkreislauf Reaktionen in akuten psychologischen Stresssituationen, sobald soziale Unterstützung zur Verfügung steht (Ucchino u. Garvey 1997).

Evans und Steptoe wiesen 2001 den positiven Einfluss von sozialer Unterstützung am Arbeitsplatz auf Herzschlag und Cortisolausschüttung nach (Evans u. Steptoe 2001).

> Guten Kontakt mit Ihren Kollegen zu haben, hilft Ihnen ganz wesentlich dabei, Ihren eigenen Stresspegel so gering wie möglich halten zu können. Pflegen Sie Ihr soziales Netzwerk zu Ihrem eigenen Nutzen und zum Nutzen all Ihrer Freunde und der Menschen, die Ihnen lieb und wert sind.

Ein guter Freund, der sich intensiv mit vedischer Literatur beschäftigt hat, berichtete mir, dass er sein Arbeitsblatt auf das Format Din A3 hochkopiert hatte, um all die Namen der Menschen aufzuschreiben, denen er sich verbunden fühlt. Er sagte: „Als ich all diese vielen Namen vor mir auf dem Blatt sah, kam mir wieder eine Formulierung in den Sinn, die ich vor langer Zeit einmal in den Veden gelesen hatte: Vasudhaiva Kutumbakam – und ich hatte das Gefühl, ja es stimmt: Die Welt ist meine Familie."

6. Andere um Rat fragen
Sind Sie sich Ihres sozialen Netzwerks bewusst, sollten Sie nicht zögern, sich mit den Menschen, die Ihnen sehr nahe stehen, auszutauschen über das, was Sie beschäftigt. Fragen Sie diese Menschen um Rat.
Sie wissen: Wir alle sind die besten Problemlöser, wenn es um die Probleme anderer Leute geht.

7. Über eigene Sorgen und Probleme mit Vertrauten sprechen
Für alle Menschen, die als Helfer tätig sind, ist es geradezu eine Selbstverpflichtung, Menschen zu haben, mit denen sie freiweg von der Leber über alles sprechen können, was sie belastet. Sprechen Sie über Ihre eigenen Sorgen und Probleme mit diesen, Ihnen vertrauten Menschen aus dem Kernbereich Ihres eigenen sozialen Netzwerks.

With a little help from my friends ...

Anagarika Sujata formuliert es einfach und liebevoll: „Ein wahrer Segen ist ein Freund, mit dem wir uns offen und ehrlich austauschen können." (Sujata 1998, S. 32)

8. Sich professionelle Hilfe rechtzeitig holen

Wenn Sie feststellen, dass Sie in einzelnen Situationen in Ihrem Leben auch mit der Hilfe von Freunden nicht weiterkommen, dann macht es Sinn, sich rechtzeitig professionelle Hilfe zu holen, beruflich und privat. Jeder Helfer, der seine Arbeit ernst nimmt, sollte auf den Vorteil regelmäßiger eigener Therapie und Selbsterfahrung, sowie auf regelmäßige berufliche Supervision nicht verzichten.

Ein Seminarteilnehmer meinte einst kurz und bündig: „Ein Helfer, der sich nicht helfen lässt, dem ist nicht zu helfen und früher oder später wird er niemandem mehr helfen!"

9. Sich regelmäßig fortbilden

Die Erfahrung zeigt, dass diejenigen Helfer, die sich regelmäßig fortbilden, mit höherer Lebendigkeit, höherer Ausgeglichenheit und höherer Kompetenz in die tägliche Interaktion mit ihren Patienten gehen, mehr Spaß und Freude dabei haben und sich weniger ausgebrannt fühlen. Regelmäßige berufliche Fortbildung hilft Ihnen dabei, den Spaß bei der Arbeit nicht zu verlieren und erfolgreicher zu arbeiten.

Während der Verhaltenstherapiewoche im September 2004 formulierte es eine Kollegin in der Pause am Büchertisch sehr sprühend, für jeden der es hören wollte, so: „Ich fühle mich gerade wie frisch gebadet in einem herrlich klaren Gebirgsbach neuer Erkenntnisse. Es tut mir so gut den Praxisalltag ab und zu für ein paar Tage hinter mir zu lassen und zu erleben, dass sich die Psychotherapie weiter entwickelt. Ich glaube, ohne immer wieder neue Anregungen zu erhalten, würde es mir ansonsten bald aus den Ohren stauben. Das morphogenetische Feld, die Probleme, die Patienten ändern sich. Das, was gestern noch als unverzichtbarer Bestandteil der Therapie angesehen wurde, erweist sich heute als eher hinderlich, und vieles von dem, was gestern noch als nebensächlich galt, liegt heute im Zentrum der professionellen Aufmerksamkeit. Ja, ich genieße es hier zu sein und mich fortzubilden – obwohl ich inzwischen gesetzlich dazu verpflichtet bin ... (lacht schallend und ansteckend)."

Übung 26

Ihr persönlicher Fortbildungsplan

Welche Fortbildungen möchten Sie sich in den nächsten Wochen, Monaten, auf jeden Fall in diesem Jahr noch gönnen?
Erstellen Sie sich Ihren persönlichen Fortbildungsplan für dieses Jahr. Ihr Jahresplaner wartet im Anhang geduldig auf die verbindlichen Eintragungen Ihrer Fortbildungsplanung.

(z. B.: 26.10.04, 19.00 Uhr, Hof: „Kinder psychisch kranker Eltern"; 19.11.–21.11.04, Kassel: Medizin-Theologie-Symposion: „Kommunikation am Krankenbett"; 13.–15.4.05, Heidelberg: Selbsterfahrungsworkshop)

Meine Fortbildungen

1. Datum: _____ Uhrzeit: _____ Ort: _____

   Thema: _____

2. Datum: _____ Uhrzeit: _____ Ort: _____

   Thema: _____

3. Datum: _____ Uhrzeit: _____ Ort: _____

   Thema: _____

Folgende Fachliteratur werde ich als nächstes lesen:
(z. B. 1. Manfred Prior: MiniMax-Interventionen; 2. ...)

1. Autor: _____ Titel: _____

2. Autor: _____ Titel: _____

3. Autor: _____ Titel: _____

10. Neugier und Offenheit für neue Erfahrungen beibehalten

Wenn Sie das Ziel haben, ein hohes Alter in körperlicher und geistiger Gesundheit zu erreichen, dann lohnt es sich, Neugier und Offenheit für neue Erfahrungen beizubehalten oder wieder neu zu entwickeln. Neotenie, wie der Fachbegriff heißt, also genau diese Neugier und Offenheit für neue Erfahrungen, hat sich als ein wesentlicher Faktor für Langlebigkeit und Gesundheit bis ins hohe Lebensalter erwiesen. Wenn Sie also wirklich gut für sich selbst sorgen möchten, um anderen ein guter Helfer sein zu können, bewahren Sie sich Ihre kindliche Neugier und die Offenheit, sich immer wieder auf den Fluss des Lebens einzulassen, um, wie es Hermann Hesse schön formuliert, „heiter Raum um Raum durchschreitend" neue Lebensräume zu betreten. Ein Leben, entspannt im Hier und Jetzt, getragen von Bewusstheit, Verständnis und Selbstfürsorge.

5 Zum Abschluss

So gerne ich Bücher lese, mich Seite um Seite voranzuarbeiten bereit bin, am Ende eines jeden Buches bleibt mir oft ein Gefühl des Bedauerns zurück, die Welt der Gedanken und Anleitungen des Autors wieder verlassen zu müssen, die ich für mehr oder weniger viele Seiten lang betreten durfte.

Gleichzeitig freue ich mich aber auch jedes Mal darauf, das neu erworbene Wissen, die neuen Sichtweisen, im Alltag zur Anwendung zu bringen.

Auch Auch Auch

Ich wünsche Ihnen und Ihrem inneren Team in Ihrem beruflichen Alltag als Helfer viele erfüllende, hilfreiche Interaktionen mit der Vielfalt der Personen, die jeder Patient in die Begegnungen mit Ihnen mitbringt.

Mögen Ihre tiefsten Wünsche in Erfüllung gehen:

Working with people for a better world!

5.1 Zugabe – Fragebogen zur Selbstsupervision

Kein gutes Konzert ohne Zugabe!

Als Zugabe von mir an all diejenigen von Ihnen, die es gerne ganz konkret und direkt für die Praxis anwendbar haben möchten, um sich den größtmöglichen Nutzen aus diesem Buch zu erschließen, hier zum Abschluss des Abschlusses noch einen Fragebogen zur Selbstsupervision.

Wenn Sie Ihren nächsten Patienten als schwierig erleben, hilft Ihnen dieser Fragebogen dabei, schnell Klarheit zu bekommen und wieder leichter mit diesem Patienten arbeiten zu können.

In diesem Selbst-Supervisions-Fragebogen habe ich für Sie die wichtigsten Faktoren zusammengefasst, um so schnell wie möglich aus einem „schwierigen Patienten" wieder einen Menschen zu machen, dem Sie achtsam und mit erneuter Leichtigkeit des Herzens begegnen können.

Ihnen das Beste

aus der Stille des Kurparks in Bad Steben, 24.03.2005,

Gert Kowarowsky

Selbst-Supervisions-Fragebogen (SSF) *

Name des Patienten _____

Teil I: Der Patient im Brennpunkt

1. Für mich problematische Teilpersönlichkeit(en) des Patienten:
   (z. B. P1: der Arrogante, P2: der alte Stinker, P3: ...)

   P1: _____

   P2: _____

   P3: _____

2. Für mich problematische konkrete Verhaltensweisen des Patienten:
   (z. B. Handlung H1: jammert, H2: putzt sich nicht die Zähne, H3: ...)

   H1: _____

   H2: _____

   H3: _____

3. Für mich sympathische Persönlichkeitsanteile des Patienten:
   (z. B. P1: der PC-Freak, P2: der Spaßvogel, P3: ...)

   P1: _____

   P2: _____

   P3: _____

4. Für mich angenehme konkrete Verhaltensweisen des Patienten:
   (z. B. Handlung H1: grüßt freundlich, H2: wartet ohne zu murren, H3: ...)

   H1: _____

   H2: _____

   H3: _____

*) Vgl. Auswertungshilfen und Kommentare zum SSF, S. 153-156

5. Für mich bestehende Hypothesen über die problematischen Motive des Patienten:
   (z. B. Motiv M1: er will Rente, M2: er will mich ärgern, M3: ...)

   M1: _____

   M2: _____

   M3: _____

6. Ist es wahr, dass dieses Motiv tatsächlich hinter seinem Verhalten steht? Welche anderen Beweggründe für sein Verhalten wären denkbar?
   (z. B. Motiv M1: er will seine Angst nicht zeigen, M2: er will alles richtig machen, M3: ...)

   M1 alternativ: _____

   M2 alternativ: _____

   M3 alternativ: _____

7. Für mich wahrnehmbare oder mir bekannte problematische situative Faktoren des Patienten:
   (z. B. situativer Faktor S1: er hat noch keinen Besuch bekommen, S2: er ist arbeitslos, S3: ...)

   S1: _____

   S2: _____

   S3: _____

8. Ist mir bekannt, an welche bedeutsame Person in seinem Leben ich den Patienten erinnere?

   ○ Nein   ○ Ja, und zwar an _____

9. Ich glaube, der Patient empfindet mir gegenüber am stärksten das Gefühl:
   (z. B. Angst, Wut, Neid, Scham, ...)

   _____

10. Welches Gefühl empfinde ich dem Patienten gegenüber am stärksten, ohne dafür einen unmittelbaren Auslöser erkennen zu können?
    (z. B. Zuneigung, Ärger, Ungeduld, ...)

    Ich empfinde dem Patienten gegenüber besonders stark das Gefühl:

    _____

Selbst-Supervisions-Fragebogen (SSF)

Teil II: Meine eigene Person im Brennpunkt

1. Welche Persönlichkeitsanteile von mir sind für den Patienten schwierig?
   (z. B. Persönlichkeitsanteil P1: die Autorität im weißen Kittel, P2: der jugendliche Sportler, P3: ...)

   Ich glaube, für den Patienten ist an mir schwierig:

   P1: _____

   P2: _____

   P3: _____

2. Welche konkreten Verhaltensweisen von mir sind für den Patienten schwierig?
   (z. B. Handlung H1: ich öffne die Patientenzimmertür ohne anzuklopfen, H2: ich rede zu laut, H3: ...)

   Ich glaube, für den Patienten ist folgendes konkrete Verhalten von mir schwierig:

   H1: _____

   H2: _____

   H3: _____

3. Welche Motive von mir sind für den Patienten schwierig?
   (z. B. Motiv M1: ich möchte ihm seine Rente ablehnen, M2: ich denke nur an meinen Feierabend, M3: ...)

   Ich glaube, der Patient unterstellt mir die für ihn schwierigen Motive:

   M1: _____

   M2: _____

   M3: _____

4. Welche Motive habe ich diesem Patienten gegenüber tatsächlich?
   (z. B. Motiv M1: ich möchte mehr Eigeninitiative von ihm sehen, M2: ich möchte von ihm mehr Anerkennung, M3: ...)

   M1: _____

   M2: _____

   M3: _____

5. Welche situativen Aspekte sind für mich in der Begegnung mit dem Patienten schwierig?
   (z.B. Situationsfaktor S1: ich habe heute sehr wenig Zeit für ihn, S2: ich habe heute Nacht wenig geschlafen, S3: ...)

   S1: _____

   S2: _____

   S3: _____

6. An welche emotional bedeutsame, für mich problematische Person in meinem Leben erinnert mich der Patient? (z.B. Vater, Mutter, Lehrer, Geliebter, Unfallgegner, ...)

   Der Patient erinnert mich an: _____

7. Welches Gefühl empfinde ich ihm gegenüber am stärksten?
   (z.B. Ablehnung, Mitleid, Wut, ...)

   Am stärksten empfinde ich ihm gegenüber das Gefühl:

   _____

8. Sind mir Komplementärgefühle des Patienten zu meinem Hauptgefühl ihm gegenüber wahrnehmbar?
   (z.B. Trauer, Furcht, Scham, ...)

   Als Reaktion auf mein Gefühl ihm gegenüber beobachte ich am stärksten bei ihm das Gefühl:

   _____

9. Mein negativster Gedanke diesem Patienten gegenüber ist:
   (z.B. so ein arroganter Affe, hält mich wohl für seinen Leibeigenen, ...)

   _____

   _____

   _____

10. Ist es wahr, was ich bei Punkt 9 denke?

    ○ Ja   ○ Nein

Selbst-Supervisions-Fragebogen (SSF)

(falls nein) Welcher Gedanke entspricht mehr der Wirklichkeit?

Der Wirklichkeit entspricht mehr, dass _____

_____

11. Ist der Gedanke aus Punkt 9 hilfreich, um ihn als weniger schwierigen Patienten zu erleben und die zwischen uns bestmögliche Interaktion und Kommunikation zu haben?

   ○ Ja   ○ Nein

   (falls nein) Welcher Gedanke ist hilfreicher?

   Hilfreicher zu denken ist: _____

   _____

12. Meine rationale Alternative zu dem Gedanken aus Punkt 9 lautet:

13. Welchen zusätzlichen, rationalen, hilfreichen Gedanken möchte ich mir diesem Patienten gegenüber besonders ins Bewusstsein rufen?

   Diesem Patienten gegenüber möchte ich mir folgender Grundeinstellung ganz besonders bewusst sein:

   ○ Ich biete dem Patienten meine Hilfe an, der Patient muss diese Hilfe nicht annehmen.
   ○ Ich achte ihn als Person.
   ○ Er darf ängstlich, misstrauisch, ärgerlich, hoffnungslos, abweisend und uneinsichtig sein.
   ○ Ich erwarte nicht Einsicht des Patienten in seine eigene Unzulänglichkeit.
   ○ Ich bin bereit, meine eigenen Grenzen und Unzulänglichkeiten zu erkennen und offen darüber zu kommunizieren.
   ○ Ich bin bereit, gangbare Wege zu gehen.
   ○ Ich bin bereit, relative Fortschritte anzuerkennen, weit entfernt vom Alles oder Nichts.

Selbst-Supervisions-Fragebogen (SSF)

○ Ich bin bereit, mich auch zu erfreuen an: „Es ist besser als das letzte Mal."
○ Ich kann nicht allen widersprüchlichen Erwartungen gleichzeitig gerecht werden.
○ Ich beziehe klar Position:
Ich will und werde die Antwort auf die folgenden Fragen für mich selbst entscheiden:
1. Wo komme ich dem anderen entgegen?
2. Wo ziehe ich meine Grenzen?
3. Was erwarte ich von dem anderen?

Manchmal kann es auch hilfreich sein, die Antwort auf diese letzten drei Fragen auszuformulieren:

1. Ich komme dem Patienten entgegen bei:

_____

(z. B. seinem Wunsch nach mehr Information)

2. Ich ziehe eine Grenze bei:

_____

(z. B. seinem Anspruch, mich jederzeit sprechen zu können)

3. Ich erwarte von ihm, dass er:

_____

(z. B. sich an die Therapievereinbarungen hält)

14. Welchen Aspekt der Selbstfürsorge muss ich verbessern, um mich selbst wieder wohler und zufriedener zu fühlen?
Folgendem Bereich der Top Ten der Selbstfürsorge gebe ich ab jetzt mehr Aufmerksamkeit:

- ○ Tägliche Entspannung – Zeiten der Stille, Selbstrückbezug
- ○ Zeitplanung, persönliches Zeitmanagement
- ○ Was ich mir heute Gutes tue (Kunst, Kultur, Erotik, Experimente)
- ○ Meinen eigenen Körper pflegen und trainieren
- ○ Eigenes soziales Netzwerk pflegen
- ○ Andere um Rat fragen
- ○ Über eigene Sorgen und Probleme mit Vertrauten sprechen
- ○ Sich professionelle Hilfe rechtzeitig holen
- ○ Sich regelmäßig fortbilden
- ○ Neugier und Offenheit für neue Erfahrungen beibehalten

Ganz konkret mache ich heute für mich:

1. _____

2. _____

3. _____

Auswertungshilfen und Kommentare zum SSF

Teil I

Zu 1. und 2.
Handelt es sich bei diesen Persönlichkeitsaspekten und Verhaltensweisen um meine eigenen dis-owned self Anteile, Persönlichkeitsaspekte und Verhaltensweisen, die ich an mir selbst ablehne oder als nicht zu mir gehörig weit von mir weise?

Zu 3. und 4.
Ist es mir möglich, im Kontakt mit diesem Patienten meine Aufmerksamkeit vor allem auf diese Aspekte zu richten? Bin ich bereit, „Detektiv" zu spielen und den Patienten so oft wie möglich dabei zu „erwischen", wie er das für mich angenehme Verhalten äußert und die mir angenehmen Teilpersönlichkeiten an's Steuer lässt? (vgl. Schindler et al. 1998)

Zu 5. und 6.
Sie erinnern sich: „In der Begegnung mit dem Patienten reagieren wir natürlicherweise nicht nur auf seine offensichtlich wahrnehmbaren Äußerungen und Verhaltensweisen, sondern sehr oft viel intensiver auf die ihm dabei zu Recht oder Unrecht unterstellten Motive. Bleiben Sie sich jedoch bewusst, dass Sie zuallererst nur die Handlung des Patienten beobachten können. Das Motiv, der Beweggrund des Handelns, ist bereits eine von uns eingeführte Annahme, die ihre Wirklichkeit erst beweisen muss." (vgl. Kap. 1.3)

Zu 7.
Das Denken an diese für den Patienten problematischen Situationsaspekte kann als Moderatorvariable wirken, sozusagen als Weichspüler für unsere eigene verhärtete Sicht auf diesen Patienten.

Zu 8. und 9.
Diese Fragen dienen als Erinnerung an die Tatsache der allgegenwärtigen Übertragung, also an die einfache Grundtatsache, „dass Gefühle, die in der therapeutischen Situation zu Tage treten, meistens mehr der Rolle als dem Menschen gelten". (vgl. Kap. 3.2)

Zu 10.
Diese Frage bezieht sich auf den Aspekt der Gegenübertragung, auf die Gefühlsreaktion, die im Helfer durch die Übertragung des Patienten ausgelöst wurde.

Teil II

Zu 1. und 2.
Möglicherweise kommt der Patient durch mich in Kontakt mit von ihm bei sich selbst abgelehnten Teilaspekten seiner Persönlichkeit und in seinem Verhalten, die er bei mir wahrnimmt. Er wehrt sich mir gegenüber u. U. stellvertretend, wobei er sich in Wahrheit gegen seine eigenen Schattenseiten wehrt, wie es C. G. Jung formuliert hat. Manchmal jedoch hilft der Patient mir mit seiner Reaktion auf mich dabei, meine eigenen blinden Flecken zu erkennen. Die Lösung liegt dann auf der Hand: Das nächste Mal klopfe ich z. B. einfach an, bevor ich die Patientenzimmertür öffne.

Zu 3. und 4.
Hier bewegen wir uns bereits in „Laing'schen-Knoten": „Ich denke, dass der Patient denkt, mein Motiv ihm gegenüber wäre ..." Die Frage ist hier: **Welche Motive habe ich diesem Patienten gegenüber tatsächlich?** Ist es ein negatives Motiv, so klärt sich dies möglicherweise nachfolgend bei der Bearbeitung von Punkt 9 und 10 des SSF. Ist es ein positives Motiv, lohnt es sich, bewusst darauf zu achten, wie Sie dieses Motiv dem Patienten gegenüber – auch für ihn wahrnehmbar! – kommunizieren können.

Zu 5.
Wenn Sie sich Ihrer eigenen situativen Aspekte bewusst werden, die Sie in der Begegnung mit diesem Patienten erleben, so wirkt diese Bewusstheit auch hier als Moderatorvariable, als Weichmacher für möglicherweise bereits verhärtete Fronten zwischen Ihnen und Ihrem Patienten. Eine Zeile aus einem Lied von Joan Baez fällt mir hierzu ein: „Be not too hard ... " – nicht zu ihm und nicht zu mir selbst möchte ich hart sein – wir haben beide unser Päckchen zu tragen ...

Zu 6. und 7.
Hier geht es um die Frage meiner eigenen Übertragung auf den Patienten. Auch die Rolle als Helfer schützt nicht automatisch vor Übertragungen! Vor allem im Kontakt mit unseren schwierigen Patienten bedarf genau dieser Punkt immer wieder besonderer Aufmerksamkeit. Erinnern Sie sich daran: Er sieht zwar möglicherweise aus und verhält sich z. B. wie Ihr Bruder – aber er ist es nicht!

Zu 8.
Hier geht es um die Gegenübertragung des Patienten auf meine Übertragung auf ihn. Können Sie an diesem für Sie schwierigen Patienten Gegenübertragungsgefühle wahrnehmen? Wenn ja, hilft auch hier die Bewusstheit weiter, dass diese Gefühle Ihnen nicht direkt zugelebt sind, sondern nur eine Reaktion auf Ihre Übertragungsgefühle ihm gegenüber sind.

Zu 9.
Hier geht es um Ihre eigenen irrationalen Gedanken, Grundeinstellungen und Überzeugungen diesem Patienten gegenüber. Mein Ausbilder in Rational Emotiver Therapie, Professor René Diekstra, pflegte während unserer Selbsterfah-

rungsseminare häufig zu sagen: „Put your shit on the table!" und „Es ist schwer an einer irrationalen Einstellung zu arbeiten, wenn ich sie mir zu haben nicht zugestehe!"
Schreiben Sie hier also in aller „Brutalität" unzensiert auf, was Sie an ablehnenden Gedanken diesem Patienten gegenüber in sich tragen. Dies hilft Ihnen, nicht nur sich selbst darüber bewusster zu sein – was schon mehr als genug ist! – sondern hilft Ihnen auch, sich eine rationale Alternative zu diesen inneren Überzeugungen und Einstellungen erarbeiten zu können.

Zu 10.–12.

Hier geht es um die rationale Alternative zu der unter 9. ausformulierten problematischen Grundeinstellung. Die angegebenen Schritte entsprechen einer „Blitz-Mini-Rationalen-Selbstanalyse". Für die ausführliche Version empfehle ich Ihnen die Anleitung von Professor Norbert Lotz: „Die Rationale Selbstanalyse" als hervorragenden Leitfaden (s. Literatur).
Wenn Sie es dagegen noch kürzer bevorzugen, können Sie die alternative rationale Sichtweise diesem Patienten gegenüber auch dadurch finden, indem Sie sich die Frage stellen: „Wenn mir jetzt mein bester Freund erzählen würde, dass dieser Patient deshalb für ihn schwierig sei, weil er ihm gegenüber genau diese Gedanken habe, die Sie unter Punkt 9 aufgeschrieben haben – was würden Sie Ihrem besten Freund darauf antworten? Welche Ermutigungen zur rationalen Relativierung würden Sie ihm gegenüber ausformulieren können?"
Die Wahrscheinlichkeit ist groß, dass es Ihnen möglich ist, in dieser fiktiven Beratung Ihres besten Freundes blitzschnell eine realistischere Sichtweise auf diesen Patienten zu finden. Schreiben Sie diesen Satz auf, den Sie Ihrem besten Freund sagen würden, und Sie haben bereits die rationale Alternative zu Ihrer eigenen irrationalen Grundannahme diesem Patienten gegenüber.

Zu 13.

Die bei diesem Patienten besonders wichtige, Schwierigkeit reduzierende Grundeinstellung sollten Sie sich auf ein extra Blatt Papier aufschreiben. Es ist hilfreich, diese von Ihnen ausgewählte Grundeinstellung in den nächsten Tagen gut sichtbar vor Augen zu haben, damit Sie sich vor jedem direkten Kontakt mit diesem Patienten noch einmal besonders daran erinnern, ihm mit eben dieser Grundeinstellung zu begegnen.

Zu 14.

Die Erfahrung zeigt: „The world is as we are" – die Welt erscheint uns so, wie wir uns selbst fühlen. Je wohler wir uns in uns und mit uns fühlen, umso leichter fühlen wir uns auch mit der Welt um uns herum. Dies schließt den Kontakt mit unserem für uns ansonsten schwierigen Patienten mit ein.
Die Ergebnisse der Ressourcenforschung legen sogar die Hypothese nahe, dass Probleme jenseits der Problemebene gelöst werden können, einfach dadurch, dass wir vorliegende Stärken stärken. Personale und soziale Ressourcen zu erkennen und zu aktivieren sind nach Aaron Antonovsky (1988, 1997) die wichtigsten protektiven Faktoren bei der Auseinandersetzung mit Belastungen.
Im positiven Sinne bedenkenswert erscheint hier auch der Spruch im Poesiealbum einer Patientin, den sie mir voll Stolz zeigte, weil er ihr von einem indi-

schen Heiligen gewidmet wurde, als sie diesen mit ihren Eltern als kleines Mädchen besuchte: „We don't analyse the darkness, we just bring light"
Sicherlich machen viele von Ihnen immer wieder diese Erfahrung: Interaktionelle Probleme mit Patienten sind einfach nicht mehr da an Tagen, an denen Sie selbst mit einem inneren Lied der Lebensfreude erwacht sind.

Literatur

Adams, J., Murray, R.: *The general approach to the difficult patient.* Emergency Medicine of North America 1998; 11: 689 – 699.
Adler, A.: *Menschenkenntnis.* Fischer, Frankfurt a. M., 1966
Antonovsky, A.: *Salutogenese. Zur Entmystifizierung der Gesundheit.* Dt. erweiterte Herausgabe von A. Franke. Dgvt, Tübingen, 1997
Antonovsky, A.: *Unraveling the mystery of health. How people manage stress and stay well.* Josey-Bass, San Francisco, 1988
Benien, K.: *Beratung in Aktion.* Windmühle, Hamburg, 2002
Benien, K.: *Schwierige Gespräche führen.* Rowohlt, Hamburg, 2003
Bingel, E.: *Probleme der Übertragung und Gegenübertragung in der Therapie mit sexuell missbrauchten Kindern.* In: Amann, G., Wipplinger, R. (Hrsg.): Sexueller Missbrauch: Überblick zu Forschung, Beratung und Therapie; ein Handbuch. Dgvt, Tübingen, S. 558–572, 1977
Bornstein, R. F.: *The dependent personality.* Guilford, New York, 1993
Brocher, T.: *Von der Schwierigkeit zu lieben.* Kreuz, Stuttgart, 1977
Cainan, M.: Images of General Practice: *The Perceptions of the Doctor.* Social Science and Medicine, 1988; 27:579-589
Carrivick, A. D.: *Bliss beyond fear.* Humaniversity Press, Egmond, 2001
Cecchin, G., Lane, Gerry, Ray, W. A.: *Respektlosigkeit.* Carl-Auer-Systeme-Verlag, Heidelberg, 1996
Cording, C.: *Der schwierige Patient im Spiegel der BADO.* In: Weig, W.; Cording, C. (Hrsg.): Der schwierige Patient im psychiatrischen Krankenhaus. S. Roderer, Regensburg, 1968
De Shazer, S.: *Der Dreh; überraschende Wendungen und Lösungen in der Kurzzeittherapie.* Carl-Auer-Systeme, Heidelberg, 1993
Dick, A.: *Psychotherapie und Glück.* Huber, Bern, 2003
Diekstra, R. F. W.; Dassen, W. F. M: *Rational-Emotive Therapie.* Swets u. Zeitlinger B.V., Lisse, 1982
Ehlers, S.: *Psychosoziale Beratungsgespräche.* Urban und Fischer, München, Jena, 2003
Ehlert, U.: *Psychologie im Krankenhaus.* Huber, Bern, 1998.
Ellis, A.; Crawford, T.: *Training der Gefühle in der Partnerschaft.* mvg, Frankfurt a. M., 2003
Evans, O., Steptoe, A.: *Social support at work, heart rate and cortisol: A self monitoring study.* J. Occup Health Psychol. 6:361–370, 2001
Fiedler, P.: *Persönlichkeitsstörungen.* Beltz, Weinheim, 2001
Fisch, R., Weakland, J. H., Segal, L.: *Strategien der Veränderung.* Klett-Cotta, Stuttgart, 1987
Frankl, V. E.: *Die Sinnfrage in der Psychotherapie.* Piper, München, 1981
Freud, S.: *Vorlesungen zur Einführung in die Psychoanalyse.* Band I., Fischer, Frankfurt a. M., 1971
Frisch, M.: *Du sollst Dir kein Bildnis machen.* In: Jeismann, K.-E.; Muthman, G. (Hrsg.): Wort und Sinn (S. 488–489), Ferdinand-Schöning, Paderborn, 1968
Gelso, C., Hayes, J. A.: *The management of countertransference.* In: Norcross, J. C. (Hrsg.): Therapy relationships that work (S. 267–283), Oxford University Press, New York, 2002
Gogol, N.: *Die toten Seelen.* Insel, Frankfurt a. M., 2003
Grahmann, R., Gutwetter, A.: *Konflikte im Krankenhaus.* Huber, Bern, 2002
Grawe, K.: *Neuropsychotherapie.* Hogrefe, Göttingen, Bern, 2004
Grawe, K.: *Psychologische Therapie.* Hogrefe, Göttingen, 1998
Grundmann, H.-J., Meng, K.: *Coaching in der Diabetesberatung.* Seminarscript, Viva

Sozietät, Münsterstraße 12, Bocholt, 2002

Hahn, S.: *Physical symptoms and physician-experienced difficulty in the physician-patient relationship.* Ann. Med. 2001; 134: 897–904.

Hartkemeyer, M. u. J.; Dhority L. Freeman: *Miteinander Denken – Das Geheimnis des Dialogs*, Klett-Cotta, Stuttgart 2001

Heinrichs, M., Baumgärtner, T., Kirschbaum, C., Ehlert, U.: *Social support and oxytocin interact to suppress cortisol and subjective responses to psychological stress.* Biological Psychiatry, 54, S. 1389–1398, 2003

Höfner, E.: Begleittext, D.I.P. – Programm 2/04. D. I. P., Bastian-Schmid-Platz 11a, München, 2004

Horlacher, M.: *Der schwierige Patient.* In: Mürner J., Ettlin T. M. (Hrsg.): HWS-Distorsion u. leichte traumatische Hirnverletzung, Basel, 1999)

Jain, A. et al: *General practitioners experience of patients complaints: qualitative study.* BMJ 1999; 318: 1596–1599.

Kaluza, G.: *Stressbewältigung – Trainingsmanual zur psychologischen Gesundheitsförderung.* Springer, Berlin, 2004

Kiesler, D. J.: *Die Mythen der Psychotherapieforschung und ein Ansatz für ein neues Forschungsparadigma.* In: Petermann, F. (Hrsg.): Psychotherapieforschung. Beltz, Weinheim, 1977

Klein, G. N.: *Depressive personality: Reliability, validity, and relation to dysthymia.* Journal of Abnormal Psychology, S. 412–421, 1999

Kopp, S. B.: *Triffst Du Buddha unterwegs ... – Psychotherapie und Selbsterfahrung.* Fischer, Frankfurt a.M., 2002

Korzybski, A.: *General Semantics: papers from the First American Congress for General Semantics.* Arrow Editions, New York, 1940

Korzybski, A.: *Manhood of Humanity.* Dutton, New York, 1921

Kuhl, J., Kazèn, M.: *Persönlichkeits-Stil und Störungs-Inventar (PSSI).* Hogrefe, Göttingen, 1997.

Laing, R.: *Knoten.* Rowohlt, Hamburg, 1987

Langer, I., Schulz von Thun, F., Tausch, R.: *Sich verständlich ausdrücken.* Ernst-Reinhardt, München, Basel 2002

Langewitz, W. et al: *Spontaneous talking time at start of consultation in outpatient clinic: cohort study.* BMJ 2002; 325: 682–683.

Laotse: *Tao Te King.* Otto Wilhelm Barth, München, 1979

Laplanche, J., Pontalis, J.-B.: *Das Vokabular der Psychoanalyse.* Suhrkamp, Frankfurt a.M., 2002

Lin, C. et al: *Is patients perception of time spent with the physician a determinant of ambulatory patient satisfaction?* Arch. Intern. Med. 2001; 161: 1437–1442.

Linkemer, B.: *Der professionelle Umgang mit schwierigen Menschen.* mvg, Landsberg am Lech, 2000

Little, P. et al: *Preferences of patients for patient centred approach to consultation in primary care: observational study.* BMJ 2001; 322: 468–482.

Lotz, N. W.: *Das innere Selbstgespräch oder wie Sie Ihre Gefühle und Verhaltensweisen wirksam beeinflussen können.* Dietmar Glotz, Eschborn, 2002

Lotz, N. W.: *Die Rationale Selbstanalyse – RSA – ein Faltblatt zur erfolgreichen Selbstveränderung*, Dietmar Klotz, Eschborn, 1994

Louden, J.: *Tu Dir gut.* Bauer, Freiburg, 1998

Louden, J.: *Tut Euch gut.* Bauer, Freiburg, 1998

Maharishi, M. Y.: *Die Wissenschaft vom Sein und die Kunst des Lebens – Transzendentale Meditation (TM).* J. Kamphausen, Bielefeld, 2000

Mead, G. H.: *Geist, Identität und Gesellschaft.* Suhrkamp, Frankfurt a. M., 1973

Miller, W. R., Rollnick, S.: *Motivierende Gesprächsführung.* Lambertus, Freiburg i.Br., 2005

Mommert-Jauch, P.: *Körperwahrnehmung und Schmerzbewältigung im Alltag.* Springer, Berlin, 2000

Paul, J.: *Leben des vergnügten Schulmeisterlein Maria Wutz in Auenthal.* Insel, Frankfurt a. M., 1995
Pease, A. u. B.: *Warum Männer nicht zuhören und Frauen schlecht einparken.* Ullstein, München, 2002
Petzold, H.: *Kreativität und Konflikte.* Junfermann, Paderborn, 1973
Potreck-Rose, F. u. Jacob, G.: *Selbstzuwendung, Selbstakzeptanz, Selbstvertrauen – Psychotherapeutische Interventionen zum Aufbau von Selbstwertgefühl.* Pfeiffer, Stuttgart, 2003
Prior, M.: *Minimax-Interventionen.* Carl-Auer-Systeme-Verlag, Heidelberg, 2002
Reschke, K., Schröder, H.: *Identitäts- und Zukunftsorientierung für Arbeitlose.* Deutsches Institut für Erwachsenenbildung, pädagogische Arbeitsstelle des Deutschen Volkshochschulverbandes, Frankfurt a. M., 1994
Reimer, C.: *Probleme beim Umgang mit schwierigen Patienten.* Schweiz. Med. Rundschau (Praxis), 80, 8, S. 157–162, 1991
Rinser, L.: *Mit wem reden?* Suhrkamp, Frankfurt a. M., 1984
Rogers, C. R.: *The characteristics of a helping relationship.* Personnel and Guidance Journal 1958; 37: 6–16
Sachse, R.: *Klärungsorientierte Psychotherapie.* Hogrefe, Göttingen, 2003
Sachsse, U., Schilling, L., Tumani, V.: *Stationäre Psychotherapie von traumatisierten Patientinnen mit selbstverletzendem Verhalten auf einer Spezialstation.* In: Weig, W., Cording, C. (Hrsg.): Der schwierige Patient im psychiatrischen Krankenhaus. S. Roderer, Regensburg, 1998
Salmon, P., Peters, S., Stanley, I.: *Patient's perceptions of medical explanations for somatisation disorders: qualitative analysis.* BMJ 1999; 318: 372–376.
Saß, H.: *Angst und Angstfreiheit bei Persönlichkeitsstörungen.* In: Hippius H., (Hrsg.): Angst: Leitsymptom psychiatrischer Krankheiten. S. 87–93, Springer, Berlin, 1988
Satir, V.: *Meine vielen Gesichter.* Kösel, München, 2001
Schillinger, D. et al: *Closing the loop. Physician communication with diabetic patients who have low health literacy.* Arch. Intern. Med. 2003; 163: 83–90.
Schindler, L., Hahlweg, K., Revenstorf, D.: *Partnerschaftsprobleme: Diagnose und Therapie: Therapiemanual.* Springer, Berlin, 1998
Schindler, L., Hahlweg, K., Revenstorf, D.: *Partnerschaftsprobleme: Möglichkeiten zur Bewältigung: Ein Handbuch für Paare.* Springer, Berlin, 1999
Schmidt-Traub, S.: *Therapeutische Beziehung – ein Überblick.* Psychotherapeutische Praxis 2003, 3 (3): 111–129, Göttingen
Schmid, W.: *Mit sich selbst befreundet sein. Von der Lebenskunst im Umgang mit sich selbst.* Suhrkamp, Frankfurt a. M., 2004
Schmid, W.: *Schönes Leben? Einführung in die Lebenskunst.* Suhrkamp, Frankfurt a. M., 2000
Schwarzer, R. u. Leppin, A.: *Sozialer Rückhalt und Gesundheit.* Hogrefe, Göttingen, 1989
Schulz von Thun, F.: *Miteinander reden I: Störungen und Klärungen: Allgemeine Psychologie der Kommunikation.* Rowohlt, Hamburg, 1994
Schulz von Thun, F.: *Miteinander reden II: Stile, Werte und Persönlichkeitsentwicklung: Differentielle Psychologie der Kommunikation.* Rowohlt, Hamburg, 1995
Schulz von Thun, F.: *Miteinander reden III: Das „innere Team" und situationsgerechte Kommunikation: Kommunikation, Person, Situation.* Rowohlt, Hamburg, 1999
Schulz von Thun, F., Ruppel, J., Stratmann, R.: *Miteinander reden: Kommunikationspsychologie für Führungskräfte.* Rowohlt, Hamburg, 2004
Schwarzer, R.; Leppin A.: *Sozialer Rückhalt und Gesundheit. Eine Meta-Analyse.* Hogrefe, Göttingen, 1989
Scobel, W. A.: *Supervision im Krankenhaus – Kommunikation ist das Rezept.* Huber, Bern, 2002
Seiwert, L.: *Das Bumerang-Prinzip: Mehr Zeit fürs Glück.* Graefe und Unzer, München, 2002
Siever, L. J.: *Biological markers.* In: Schizotypical Personality Disorder. Schizophrenia

Bulletin 1985; 11: 564–575
Stavemann, H.H.: *Sokratische Gesprächsführung in Therapie und Beratung.* Beltz, Weinheim, 2002
Stone, H. u. S.: *Du bist viele.* Heine, Stuttgart, 1994
Sujata, A.: *Beginning to see – Anleitung zur Meditation.* Barbara Rausch, Braunfels, 1998
Tannen, D.: *Das hab ich nicht gesagt.* Kabel, Hamburg, 1992
Tausch, R., Tausch, A.-M.: *Gesprächspsychotherapie. Hilfreiche Gruppen- und Einzelgespräche in Psychotherapie und alltäglichem Leben.* Hogrefe, Göttingen, 1990
Tellenbach, H.: *Melancholie.* Springer, Berlin, 1961
Thomann, C., Schulz von Thun, F.: *Klärungshilfe: Handbuch für Therapeuten, Gesprächshelfer und Moderatoren in schwierigen Gesprächen.* Rowohlt, Hamburg, 1995
Trenkle, Bernhard: *Die Löwengeschichte.* Carl-Auer-Systeme-Verlag, Heidelberg, 2002
Turner, R., Altemus, M., Cooper, B., McGuiness, T.: *Preliminary research on plasma oxytocin in normal cycling woman: Investigating emotion and interpersonal distress.* Psychiatry 62: S. 97–113, 1999
Uccino B., Garvey, T.: *The availability of social support reduces cardiovascular reactivity to acute psychological stress.* J. Behav. Med. 20: S. 15–27, 1997
Wagner-Link, A.: *Verhaltenstraining zur Stressbewältigung: Arbeitsbuch für Therapeuten und Trainer.* Pfeiffer bei Klett-Cotta, Stuttgart, 2001
Watzlawick, P.: *Vom Schlechten des Guten.* Piper, München, 1986
Watzlawick, P., Weakland, J.H., Fisch, R.: *Lösungen.* Huber, Bern, 1988
Watzlawick, P., Beavin, J.H., Jackson, D.D.: *Menschliche Kommunikation: Formen, Störungen, Paradoxien.* Huber, Bern, 1990
Watzlawick, P.: *Die Möglichkeit des Andersseins: Zur Technik der therapeutischen Kommunikation.* Huber, Bern, 1991
Weig, W., Cording, C. (Hrsg.): *Der schwierige Patient im psychiatrischen Krankenhaus.* S. Roderer, Regensburg, 1998
Wilber, K.: *Über die Meditationsforschung von Dr. Keith Wallace.* In: Schachinger, W. u. Schrott, E.: Gesundheit aus dem Selbst, J. Kamphausen, Bielefeld, 1999
Winnicott, D.W.: *Hate in the Current Transference.* In: Through Pediatrie to Psychoanalysis. Hogarth Press, London, 1987
Yalom, I.D.: *Die Liebe und ihr Henker und andere Geschichten aus der Psychotherapie.* Goldmann, München, 2001
Yalom, I.D.: *Der Panama-Hut: Oder was einen guten Therapeuten ausmacht.* Goldmann, München, 2002
Yuson-Sánchez, D. V.: *The poetic concepts.* Humaniversity Press, Egmond, 1997

Anhang

Adressen für qualifizierte Selbsterfahrungsangebote

DGVT
Deutsche Gesellschaft für Verhaltenstherapie e.V.
Neckarhalde 55
D-72070 Tübingen
Tel.: 07071-943 40, Fax: 07071-9434 35
e-mail: dgvt@dgvt.de
www.dgvt.de

FIRST
Frankfurter Institut für Rational Emotive und Kognitive Verhaltenstherapie
Supervision und Training
Sandweg 53
D-60316 Frankfurt
Tel.: 069-49 89 43, Fax: 069-49 00 70
e-mail: norbert.lotz@first-institut.de
www.first-institut.de

Humaniversity
Dr. Wiardi Beckmanlaan 4
NL-1931 BW Egmond aan Zee
Tel.: 00 31-72-506 41 14, Fax: 00 31-72-506 18 44
e-mail: info@humaniversity.nl
www.humaniversity.nl

IFT
Institut für Therapieforschung
Parsifalstraße 25
D-80804 München
Tel.: 089-3608 04 22, Fax: 089-3608 04 29
e-mail: andersson@ift.de
www.ift.de

Selbsterfahrung
Dr. Maren Langlotz-Weis
Psychologische Psychotherapeutin
Hinterer Rindweg 5
D-68526 Ladenburg
Tel.: 062 03-55 69, Fax.: 062 03-92 33 04
e-mail: maren.langlotz@t-online.de

Schachtner-Seminare
Dipl.-Psychologe Ulrich Schachtner
Psychologischer Psychotherapeut
Occamstraße 2
D-80802 München
Tel.: 089-54 55 82 38, Fax: 089-55 74 43
e-mail: info@schachtnerseminare.de
www.schachtnerseminare.de

Anhang

Therapiezentrum Mitte
Burghäuser Straße 12
D-97450 Arnstein-Altbessingen
Tel.: 09728-633, Fax: 09728-1425
e-mail: zentrum.mitte.@t-online.de
www.zentrum-mitte.de

Zist
Zentrum für Individual- und Sozialtherapie
Zist 3
D-82377 Penzberg
Tel.: 08856-93690, Fax: 08856-936970
e-mail: info@zist.de
www.zist.de

Kontakt-Adressen

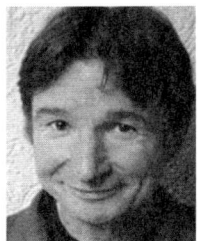

Adresse des Autors
Dipl.-Psychologe Gert Kowarowsky
Psychologischer Psychotherapeut
Wenzstraße 11
95138 Bad Steben
Tel.: 09288-1882, Fax: 09288-9259120
e-mail: praxis@kowarowsky.de
www.kowarowsky.de

Layout
CvP-Design
Christina v. Puttkamer
Kleinstraße 41
81379 München
Tel.: 089-72407936
e-mail: grafik@cvp-design.de
www.cvp-design.de

Illustrationen
Dipl.-Kunsttherapeutin Iris Schörner
Dipl.-Designerin
c/o Praxis für Psychotherapie
Wenzstraße 11
95138 Bad Steben
Tel.: 09288-1882, Fax: 09288-9259120
e-mail: schörner@kowarowsky.de

Persönlichkeitsstörungen – ein ausführlicher Überblick

Schizoide Persönlichkeitsstörung

Störungsbild: soziale Isolation, Einsamkeit.

Zentral ist eine Distanziertheit in sozialen Beziehungen und eine eingeschränkte Bandbreite des Gefühlsausdrucks im zwischenmenschlichen Erleben. Die Betroffenen haben keine engen Freunde und Bekannte, erscheinen scheu und verschlossen und persönliches Feed-back durch andere ist ihnen egal. Werden sie in ihrer Neigung zur Zurückgezogenheit heftig kritisiert oder angegriffen, kann es zu Zornesausbrüchen kommen.

Übergänge zur Normalität: zurückhaltend, einzelgängerisch.

Im Übergang zur Normalität findet sich nüchterne Sachlichkeit, Gleichgültigkeit gegenüber Lob und Kritik, sowie eine Vorliebe für Unternehmungen, die sie allein ausführen können. (Schichtarbeit, Taxifahrer, Computerarbeiten). Weil sie wegen nicht vorhandener Bindungen beruflich flexibel einsetzbar sind, genießen viele ein hohes Ansehen.

Funktion und Dynamik: Die Hauptmerkmale dieses Stils (Sachlichkeit, geringe Äußerung positiver Emotionalität und soziale Zurückhaltung) werden aus einem verminderten Ansprechen auf positive Gefühle, Anerkennung und Zustimmung erklärlich. Spontaneität und von Erfahrung unabhängiges intuitives Erleben und Verhalten sind entsprechend verlangsamt und Offenheit gegenüber neuen Erfahrungen wird nur selten beobachtet. (Fiedler 2001, S. 190)

Paranoide Persönlichkeitsstörung

Störungsbild: fanatisch, querulatorisch, rechthaberisch.

Es finden sich eine Überempfindlichkeit gegenüber Kritik der Normorientierung eigenen Handelns sowie ein tief greifendes Misstrauen und Argwohn gegenüber anderen, so dass Motive dieser anderen als böswillig ausgelegt werden. Paranoide Persönlichkeiten fühlen sich von anderen extrem ausgenutzt oder benachteiligt. Einige neigen zum Querulantentum und zum Fanatismus und sie liegen häufig im (Rechts-) Streit mit anderen Menschen. In beruflich superiorer oder gleichrangiger Position kommt hinzu, dass die Loyalität anderer in Zweifel gezogen wird.

Übergänge zur Normalität: misstrauisch, scharfsinnig.

Auch für Übergänge zur Normalität ist noch eine Neigung kennzeichnend, die Absichten anderer zu verzerren und sich abzugrenzen. Eigene Absichten hingegen werden deutlich erlebt und dargestellt, die Intentionen anderer werden ausgiebig zu ergründen versucht, um sich bei Nichtpassung mit eigenen Vorstellungen gegen sie abzugrenzen. Berufe, die gewählt werden, erfordern scharfsinniges Denken und Begeisterung (z.B. Jurisprudenz, Kriminalistik oder Engagement für die Ideologie in Parteien und Vereinen).

Funktion und Dynamik: Auffälligkeiten dieses persönlichen Stils werden aus einer übermäßigen Selbstrepräsentation und aus einem kognitiven Verarbeitungsstil erklärt, der durch analytisches Denken, Planen und Rechtfertigen bestimmt ist: Wer aufgrund der deutlichen Selbstrepräsentationen ständig seine vermeintlich guten Intentionen spürt oder sich ihnen auf der Ebene des sprachnahen Denkens sehr bewusst ist, sich mit vielen dieser Absichten jedoch schwer durchsetzen kann, macht auf kurz oder lang andere für Missgeschicke verantwortlich oder er versucht, ihnen die Schuld an Interaktionsstörungen zuzuweisen. Es entsteht ein durchaus realer Teufelskreis selbsterfüllender Prophezeihungen, denn das anhaltende Misstrauen führt leicht dazu, dass den Betroffenen tatsächlich Informationen von anderen vorenthalten werden oder dass sie tatsächlich abgelehnt werden, was ihren Argwohn nur noch bestätigt und verstärkt. (Fiedler 2001, S. 180)

Dissoziale Persönlichkeitsstörung

Störungsbild: fehlende Schuldgefühle, Störungen der Impulskontrolle.
Hauptaspekte sind rücksichtsloses Durchsetzen eigener Ziele, Mitgerissenwerden von momentanen Eindrücken sowie spontanes Verhalten, durch das andere sich verletzt und erniedrigt fühlen. Mangel an Introspektionsfähigkeit führt zu fehlenden Schuldgefühlen, und Normverletzungen gehen im Extrem so weit, dass die Betroffenen nicht in der Lage scheinen, vorausschauend zu planen und zu handeln. Eine hohe Risikobereitschaft korrespondiert mit einem Mangel an Angst. Ferner finden sich Unzuverlässigkeit, Bindungsschwäche und ein Mangel an Empathie. Häufig sind zusätzlich gesundheitliche und soziale Probleme durch Missbrauch von Alkohol und Drogen vorhanden. Es kann zu schweren Gewaltdelikten und Rechtsverletzungen kommen. Auch depressive Störungen können auftreten, zumeist weil innere Leere und Langeweile schwer ertragen werden. Das Suizidrisiko ist deutlich erhöht.

Übergänge zur Normalität: abenteuerlich und risikofreudig.
Hauptmerkmale im Übergangsbereich zur Normalität liegen in einem selbstbestimmten Verhalten. In Interaktionen wirken sie gelegentlich sehr kompetent, und zwar anscheinend dort, wo ganz allgemein schnelles Handeln und Sprechen oder Fähigkeiten nützlich sein können, die beim Verfolgen unmittelbarer, egozentrischer Interessen vonnöten sind. Im beruflichen Bereich können viele sehr erfolgreich sein, und zwar überall dort, wo Risikobereitschaft und Angstfreiheit erforderlich sind (Sportler, Artisten, Tätigkeiten im Hochbau). Dabei handelt es sich um Tätigkeiten, die zu unmittelbarer Bekräftigung und hoher Anerkennung führen können.

Funktion und Dynamik: Die Temperamentausstattung der Betroffenen wird gelegentlich und recht treffend beschrieben als ein „Stoff, aus dem die Helden und dissozialen Persönlichkeiten sind" (Saß 1988). Viele persönliche Eigenarten lassen sich auf eine Dämpfung bis hin zur chronischen Unterfunktion einer negativen Emotionalität (Mangel an Angst) zurückführen. Auch die gesteigerte Selbstbewusstheit bzw. Selbstbezogenheit kann durch die gedämpfte Emotionalität erklärt werden. Dadurch wird die verhaltenshemmende Funktion konditionierter Furchtreaktionen reduziert, was empirisch gut untersucht ist (Eysenck 1980). Rücksichtslosigkeit und Gewalttätigkeit können die Folge sein, die hohe Risikobereitschaft andererseits durchaus zur Wahl gefahrvoller Berufe führen, die im Ergebnis eine soziale Integration sichern. (Fiedler 2001, S. 235)

Negativistische Persönlichkeitsstörung

Störungsbild: passiv, widerständig und aggressiv.
Für die negativistische Persönlichkeitsstörung ist auch noch die Bezeichnung „passiv-aggressiv" gebräuchlich. Es dominiert eine passiv-kritische Grundhaltung gegenüber Anregungen und Anforderungen, die von anderen Menschen kommen. Die negativistische Persönlichkeitsstörung fällt insbesondere durch passive Widerstände gegenüber Leistungsanforderungen im sozialen und beruflichen Bereich auf und durch die häufig ungerechtfertigte Annahme, missverstanden, ungerecht behandelt oder übermäßig in die Pflicht genommen zu werden.

Übergänge zur Normalität: skeptisch, kritisch und zögerlich.
Im Normalbereich kann der persönliche Stil einer „gesunden Skepsis" gegenüber allem neuen durchaus Anerkennung finden. Es handelt sich um Personen, die einerseits die Ansichten anderer Menschen unterstützen, jedoch vor allem dann, wenn damit Anforderungen gegenüber der eigenen Person verbunden sind, Skepsis oder Kritik äußern. Diese pessimistische Grundeinstellung wird häufig mit rationalen Argumenten gut begründet, weshalb diese „vorausdenkende" Haltung nicht grundsätzlich abgelehnt werden kann.

Funktion und Dynamik: Der negativistischen Grundhaltung wird eine Schwierigkeit oder ein Kompetenzdefizit im Umgang mit Ärger zugeschrieben, woraus zumeist die zögerliche und rational begründete Skepsis gegenüber allem Neuen erwächst. Ärger und Wut können nur indirekt ausgedrückt oder durch eine passive Verweigerung – oder durch rationale Vorbehalte bei gemeinsamen Aufgabenstellungen zum Ausdruck gebracht werden. Die Störungskategorie ist nach wie vor umstritten. Bei fast allen Persönlichkeitsstörungen sind Widerstände zu erwarten und auch bei vielen psychischen Störungen treten diese störungsbedingt auf (z.B. bei Depressionen; und es bestehen Überlappungen mit der depressiven Persönlichkeitsstörung). Die Diagnose sollte nur sehr zurückhaltend vergeben werden. (Fiedler 2001, S. 336)

Depressive Persönlichkeitsstörung

Störungsbild: hoffnungslos und selbst abwertend.
Die Persönlichkeitsstörung wird bisher gekennzeichnet durch häufige Niedergeschlagenheit, Gefühle der Wertlosigkeit und Unzulänglichkeit sowie durch eine depressiogen-pessimistische Lebenseinstellung. Die Betroffenen leiden häufig unter Schuldgefühlen und sind nur selten in der Lage, positive Emotionen zu empfinden, weshalb Selbstbeschuldigungen und ein sich selbst herabsetzendes Selbstbild vorhanden sein können. Es ist fraglich, ob die Persönlichkeitsstörung nicht bereits mit der dysthymen Störung (im Bereich affektiver Störungen) hinreichend beschrieben ist, zumal die Störung von Betroffenen als ich-dyston erlebt wird und nicht wie die meisten anderen Persönlichkeitsstörungen ich-synton ist.

Übergänge zur Normalität: pessimistisch, gewissenhaft und kontemplativ.
Dieser Persönlichkeitsvariante entspricht im Übergang zur Normalität eine passive Grundhaltung, ein gedämpftes Erleben positiver Anreize und eine eher kontemplative Lebenseinstellung. Es bestehen Übergänge zum gewissenhaft-

sorgfältigen Persönlichkeitsstil (siehe oben* Typus melancholicus), andererseits gibt es Kriterienüberlappungen mit der negativistischen Persönlichkeit(-sstörung). Aus beiden Gründen befinden sich Störung wie Stil zurzeit noch in der Erforschung.

Funktion und Dynamik: Die Stimmungslage, d.h. eine ausgewogene Balance zwischen Traurigkeit und Euphorie, erscheint als die zerbrechlichste und schwankendste aller psychischen Erlebensweisen. Schon bei Kindern in den ersten Lebensjahren stellt der schwankende Wechsel von Freude und Glücklichsein versus Traurigkeit und Unglück eine grundlegende Seinsweise dar. Es wird vermutet, dass dieses Wechselspiel bei einigen Menschen in Richtung Dysphorie verschoben ist (Klein 1990). Dies führt zu vermehrter Notwendigkeit, dieser Negativstimmung aktiv etwas entgegenzusetzen, was die Persönlichkeitsentwicklung nachhaltig beeinflusst. Gegenwärtig werden depressionshemmende Kompetenzen vor allem in einer gewissenhaften und pflichtbewussten Tätigkeit vermutet (siehe oben* Typus melancholicus). Wird ein kompensatorischer Lebensstil nicht gepflegt oder lässt sich dieser nicht weiter durchhalten, kann eine depressive Persönlichkeitsstörung resultieren (mit dem Risiko zur manifesten Depression). (Fiedler 2001, S. 356)

Histrionische Persönlichkeitsstörung

Störungsbild: oberflächlich und emotionalisierend.
Sehr häufig finden sich eine übertriebene Emotionalität und ein übermäßiges Verlangen nach Aufmerksamkeit. Personen mit dieser Persönlichkeitsstörung fordern ständig Bestätigung, Anerkennung und Lob. Die Betroffenen fühlen sich unwohl, wenn sie nicht im Mittelpunkt der Aufmerksamkeit stehen, erscheinen als übertrieben attraktiv oder verführerisch und drücken sich sprachlich vage aus.

Übergänge zur Normalität: expressive Selbstdarstellung.
Kuhl und Kazén (1997) bezeichnen die Normalvariante auch als liebenswürdigen Stil, der eher durch intuitiv-spontanes Handeln und weniger durch analytisch zielorientiertes Planen bestimmt ist. In solchen Fällen kann eine impressionistische Seite dominieren. Gelegentlich wirken sie liebevoll und warmherzig, zumal sie durch andere Personen oder Umstände leicht beeinflussbar sind. Gleichzeitig haben viele ein gutes Gespür für Atmosphäre, bevorzugen Gefühl und Intuition als Orientierungshilfen für eigenes Handeln, jedoch mit dem Risiko von Unbeständigkeit. Dass manche Schauspieler einen zu ihrer Persönlichkeit passenden Beruf gewählt haben, ist ebenfalls plausibel (histrio, lat. = Schauspieler).
Funktion und Dynamik: Der Befund, dass histrionische Merkmale im Durchschnitt bei Frauen stärker ausgeprägt sind als bei Männern, kann dadurch erklärt werden, dass Bedürfnisse nach warmherzigem und spontanem emotionalen Austausch mit anderen Menschen bei Frauen kulturell bedingt höher ausgeprägt sind. Es bleibt jedoch zu beachten, dass bei einigen Betroffenen eine

---

*) Fiedler 2001, S. 343–346

genetische Verwandtschaft zur dissozialen Persönlichkeit besteht und dass dissoziale Männer häufig ebenfalls über histrionische Züge verfügen. Hier ergibt sich ein möglicher geschlechtsabhängiger Diagnosebias. Die positive Emotionalität beider Persönlichkeitstypen kann mit einem Mangel an negativer Emotionalität einhergehen, wie z.B. geringe Sensibilität gegenüber Strafreizen, wodurch sich die auch bei histrionischen Personen beobachtbare Neigung zu Risikohandlungen und Impulskontrollstörungen erklärt. (Fiedler 2001, S. 279)

Zwanghafte Persönlichkeitsstörung

Störungsbild: Rigidität und starrer Perfektionismus.
Die dieser Persönlichkeitsstruktur zugrunde liegende Sorgfalt ist durch Gründlichkeit und Genauigkeit in der Ausführung aller Tätigkeiten gekennzeichnet. Ein solcher Stil wäre erst im Übergang zum rigiden Bemühen um Perfektionismus bis zur Erstarrung als Persönlichkeitsstörung zu kennzeichnen, wenn beides dazu führt, dass z.B. berufliche Vorhaben nicht mehr realisiert werden. Arbeit wird dann zwanghaft jedem Vergnügen bzw. zwischenmenschlichen Kontakten übergeordnet, so dass persönliche Beziehungen häufig darunter leiden. Die eigenen starren, moralisch anspruchsvollen und prinzipientreuen Verhaltensmuster werden eigensinnig vertreten und vor allem untergebenen Personen aufgenötigt. In Abhängigkeitsbeziehungen findet sich eher ein Aspekt übergründlicher Pflichterfüllung.

Übergänge zur Normalität: sorgfältig und gewissenhaft.
Ein markanter Unterschied des persönlichen Stils liegt darin, dass das Leben und die Welt durchaus positiv gesehen und beurteilt werden, auch wenn der Sinn des Daseins mit Mühe, Anstrengung und Pflichtgefühl angefüllt ist. Der gewissenhafte Stil entspricht einer Beschreibung des sogenannten Typus melancolicus durch Tellenbach (1961), wie er sich bei ca. 50 Prozent endogen depressiver Patienten finden lässt (beachtenswertes Risiko unauffälliger Persönlichkeitsstile). Beide Stile, der gewissenhafte wie der Typus melancholicus, werden charakterisiert durch Pflichtbewusstsein und Streben nach Vollkommenheit. Die zwischenmenschlichen Beziehungen zeichnen sich durch Harmoniestreben und Sich-Einordnen aus und zeigen gelegentlich dependente Züge.

Funktion und Dynamik: In diesem Fall bleibt also zu beachten: Beide Persönlichkeitseigenarten (Störung und Stil) sind mit dem Risiko der Entwicklung einer Depression verbunden, die u.a. aus einem Scheitern in der Erfüllung hoch gesetzter Ansprüche und aus einer Armut an Lebensfreude resultieren mag. Das gewissenhafte Streben nach Perfektion und Sorgfalt hängt nämlich häufig mit einer großen Unentschlossenheit der Betroffenen, ihrem inneren Zweifel und einer übermäßigen Vorsicht als Ausdruck einer tief greifenden persönlichen Unsicherheit zusammen. Die Betroffenen reagieren äußerst sensibel auf Kritik, insbesondere wenn sie von höhergestellten Personen oder Autoritäten geäußert wird. Den zwanghaft-gewissenhaften Persönlichkeitsmerkmalen liegt im Kern eine Intentionsstörung zugrunde: Sämtliche Bestrebungen der Betroffenen zur Aufrechterhaltung subjektiver Autonomie stehen selektiv hochgradig eingeengt unter dem Regime moralischer, logischer oder sozialer Regeln und Maximen. (Fiedler 2001, S. 324)

Narzisstische Persönlichkeitsstörung

Störungsbild: Mangel an Empathie und überempfindlich bei Kritik. Die Persönlichkeitsstörung ist gekennzeichnet durch ein Muster von Großartigkeit in der Phantasie oder im Verhalten, einem Mangel an Einfühlungsvermögen und einer Überempfindlichkeit gegenüber Kritik und Einschätzung durch andere. Narzisstische Persönlichkeiten sind in übertriebenem Maße von ihrer Bedeutung überzeugt. Sie übertreiben eigene Fähigkeiten, auch wenn keine besonderen Leistungen beobachtbar sind. Häufig stehen diese Störungseigenarten mit einem brüchigen Selbstwertgefühl in einem engen Zusammenhang. Eine ausgeprägte Kränkbarkeit trägt zu einem erhöhten Suizidrisiko bei und kann zu depressiven Krisen führen, die das Ausmaß einer Episode mit Major Depression erreichen können.

Übergänge zur Normalität: ehrgeizig und sich selbst bewusst.
Im Normalbereich findet sich ein Persönlichkeitsstil, der wesentlich gekennzeichnet ist durch einen Sinn für das Besondere, wie z. B. durch besondere Leistungsorientierung, Bevorzugung ausgefallener Kleidung, elitäres Kunstempfinden, besonders gepflegte Umgangsformen, statusbewusstes Auftreten, besondere Leistungen in der Schule, im Beruf, im Sport, bei Hobbytätigkeiten. Entsprechend häufig ergibt sich eine hohe Anspruchshaltung, die mit Kränkungs- und Neidgefühlen einhergehen kann.

Funktion und Dynamik: Bemerkenswert ist eine starke Sensibilität für negative Affekte, woraus eine depressive Grundstimmung erwachsen kann. Belastungssituationen und depressiogene Selbstunsicherheit können andererseits durch eine Aktivierung positiv getönter Selbstrepräsentanzen bewältigt werden. Dies führt möglicherweise zu einer spiralförmigen Entwicklung der narzisstischen Neigungen, in der eine übertriebene Selbstdarstellung zwischenmenschlich wenig Akzeptanz findet und genau dadurch bei den Betroffenen zum Behalt der eigenen Selbstsicherheit erneute Übersteigerung und Selbstdarstellung herausfordert. Im Normalbereich finden sich erhöhte Leistungen und ehrgeizige Anstrengungen im Bereich einseitiger Fähigkeiten und Kompetenzen. (Fiedler 2001, S. 290)

Borderline-Persönlichkeitsstörung

Störungsbild: Identitätsstörungen, Störungen der Affektkontrolle. Besonders auffällig sind eine tief greifende Instabilität in zwischenmenschlichen Beziehungen, im Selbstbild und in den Affekten sowie deutliche Impulsivität. Dominant ist häufig eine grundlegende Störung in der Modulation des Affekterlebens. Viele Betroffene zeigen zugleich ein verzweifeltes Bemühen, tatsächliches oder vermutetes Verlassenwerden zu vermeiden. An typischen Verhaltensmerkmalen sind neben unangemessener Wut und aggressiven Durchbrüchen unter emotionaler Belastung auch autoaggressive Impulse und Handlungen bis hin zu teils drastischen Selbstverletzungen oder parasuizidale Gesten zu nennen. Im extremen Störungsbild können affektive Störungen koexistieren und unter psychischer Belastung werden nicht selten dissoziative Störungen beobachtet.

Übergänge zur Normalität: spontan, sprunghaft und emotional.
Noch im Übergang zur Normalität findet sich eine relativ intensive Emotio-

nalität, die sich äußert in einer spontanen Begeisterungsfähigkeit für positive Wahrnehmungen sowie in einer damit wechselnden impulsiven Ablehnung von Dingen und Personen, die negative Eigenschaften zeigen. Menschen mit spontanem Persönlichkeitsstil sind üblicherweise wenig nachtragend: Selbst starke negative Reaktionen gegenüber anderen Menschen können nach kurzer Zeit bei veränderter Stimmungslage vergessen sein. Im Normalbereich zeigt die spontan-sprunghafte Person gelegentlich ein hohes Maß an Flexibilität, sich – vor allem gefühlsmäßig geleitet – gut an unterschiedliche Situationen anpassen zu können, weshalb sie sich selbst in Krisenzeiten erfolgreich „durchzuschlagen" vermag.

Funktion und Dynamik: Die meisten Eigenarten und Störungen lassen sich auf eine Unterfunktion einer Kohärenz stiftenden Gefühlsmodulation zurückkführen. Als ursächlich für diese Störungen der Gefühlsregulation können bei vielen Borderline-Patienten traumatische und Missbrauchserfahrungen in Kindheit und Jugend angesehen werden. Später fehlen vor allem die Integration und das ganzheitliche Erleben widersprüchlicher Affekte, gelegentlich ist eine Dissoziation / Separation körperlicher Erfahrungen von kognitiver Verarbeitung beobachtbar. Es kann zu spontanen Gefühlsveränderungen in Primäraffektzustände mit zumeist positiver oder negativer Valenz kommen. Die damit zusammenhängenden Identitätsstörungen (z.B. Schwarzweißdenken, fehlende Lebensziele, Schwanken zwischen Idealisierung und Abwertung) und Impulskontrollstörungen können sich auf die unterschiedlichsten Lebensbereiche beziehen, wie z.B. auf die sexuelle Orientierung, auf langfristige Planungen, Berufswünsche oder persönliche Wertvorstellungen. Gefühlsschwankungen führen in extremen Fällen zu Wutausbrüchen oder Suizidversuchen. (Fiedler 2001, S. 268)

Dependente Persönlichkeitsstörung

Störungsbild: unterwürfig und entscheidungsunfähig. In der Persönlichkeitsstörung mündet eine anhänglich-loyale und zumeist aufopfernde Haltung nicht selten in ein extrem unterwürfiges Verhalten ein. Im Bereich der Störung findet sich schließlich die völlige Unfähigkeit, eigene Entscheidungen zu treffen und umzusetzen. Kennzeichnend sind unterschiedliche Ängste, die mit dem Verlust von Einbindung, Angst vor Versagen in Leistungssituationen und der Möglichkeit negativer Bewertung zusammenhängen. Sind die Betreffenden sozial oder ökonomisch von anderen abhängig, findet sich häufig eine geringe Selbstsicherheit, die dazu führt, dass sie schamlos ausgenutzt werden können. Das Risiko für die Entwicklung einer Depression oder einer somatoformen Störung ist beachtenswert. Abhängige Personen – das kennzeichnet den Übergang zur Persönlichkeitsstörung – haben häufig und zunehmend Angst, verlassen zu werden.

Übergänge zur Normalität: anhänglich und loyal.
Im Normalbereich dominiert ein loyales Verhalten gegenüber anderen Menschen bis hin zur Hintanstellung eigener Wünsche, wenn diese mit den Interessen relevanter Bezugspersonen kollidieren. Loyale Persönlichkeiten haben häufig einen großen Freundes- und Bekanntenkreis, der sich bei Menschen mit dependenter Persönlichkeitsstörung selten findet (Bornstein 1993). Anhänglich-

loyale Personen verfügen über eine hohe Empathie- und Kooperationsfähigkeit, die mit hoher Akzeptanz und Belohnung verbunden sind. Aus einem positiv gelebten Persönlichkeitsstil können dauerhaft supportive Freundschaften und Partnerschaften hervorgehen. Nicht selten haben die Betroffenen hochgradig anerkannte Berufe, die Altruismus und Selbstlosigkeit als Positivmerkmale besitzen (z. B. Helfer, Pfleger, Therapeuten).

Funktion und Dynamik. Ein wichtiges Unterscheidungsmerkmal der dependenten zur selbstunsicher-vermeidenden Persönlichkeit besteht in einer weniger aktiven, sondern eher motiviert passiven Alternative, nämlich der Schutzsuche, Behütung und Anforderungsvermeidung zum Erhalt bestehender Bindungen. Auch passive Vermeidung und Willfährigkeit führt auf längere Sicht in einen Entwicklungsrückstand hinsichtlich der Ausformung und Erweiterung sozialer Kompetenzen. Dieser Entwicklungsrückstand verstärkt seinerseits im Sinne eines Circulus vitiosus zunehmende Angst und damit die Notwendigkeit der passiv-eingefügten Schutzsuche und Abhängigkeit. (Fiedler 2001, S. 312)

Ängstlich-vermeidende Persönlichkeitsstörung

Störungsbild: Schüchternheit und fehlende soziale Kompetenz.
Die ängstlich-vermeidende Persönlichkeitsstörung wird in der deutschsprachigen Übersetzung des DSM* auch als selbstunsichere Persönlichkeitsstörung bezeichnet. Sie ist durch grundlegende Ängste vor negativer Beurteilung, durch Schüchternheit und ein durchgängiges soziales Unbehagen bestimmt, was sich in Verlegenheit, leichtem Erröten, Vermeiden sozialer und beruflicher Herausforderungen zeigt. Ausgeprägte Minderwertigkeitsgefühle und Vermeidung im sozialen Kontakt führen über längere Zeit zu gravierenden Einschränkungen der sozialen Kompetenz. Diagnostisch bestehen Schwierigkeiten in der Abgrenzung zur sozialen Phobie, die zumeist Folge sozialer Traumatisierung ist, während die persönlichkeitsbedingte Selbstunsicherheit bereits seit der Kindheit oder Jugend als auffällig erscheint. Diese differentialdiagnostische Schwierigkeit ist mit Blick auf die Behandlung nicht sehr bedeutsam, da sich das therapeutische Vorgehen in beiden Fällen kaum unterscheidet.

Übergänge zur Normalität: selbstkritisch und zurückhaltend-vorsichtig. Diese Sensibilität vor Kritik und Zurückweisung findet sich auch beim selbstkritischen Persönlichkeitsstil, was sehr häufig dazu führt, dass die Betroffenen eigene Erwartungen und Vorstellungen über ihre Umwelt infrage stellen und revidieren, sobald widersprüchliche Informationen auftauchen. Der persönliche Stil kann genau deshalb durchaus positive Beachtung finden, zumal sich selbstkritisch-sensible Personen dadurch auszeichnen, dass sie sich nicht in den Vordergrund drängen, anderen gern den Vortritt lassen und eher um Ausgleich bei Konflikten bemüht sind. Die Bezugspersonen wissen zumeist, dass man sich auf die Betreffenden gut verlassen kann.

Funktion und Dynamik: Eine hohe Angst vor negativer Beurteilung und Bestra-

---

*) Diagnostisches und Statistisches Manual psychischer Störungen, herausgegeben von der amerikanischen psychiatrischen Vereinigung.

fung erklärt einerseits die Verletzlichkeit und die Vermeidung sozial-autonomer Handlungen und Aktivitäten. Die Betroffenen werden häufig von sozial hochgradig akzeptierbaren Werthaltungen geleitet, die andererseits für eine Stabilisierung des Vermeidungsverhaltens verantwortlich zeichnen: Sie möchten keine unbedachten oder gar autonomen Handlungen ausführen, die andere verletzen könnten. Weiter vermeiden sie enge Bindungen oder risikoreiche Aktivitäten aus Angst vor Misserfolgen, durch die der subjektiv erlebte „Rest an Selbstsicherheit" grundlegend erschüttert oder gar „zerstört" werden könnte. Eine tief sitzende Scham vor Versagen in sozialen Situationen schließlich kann die vermeidende Persönlichkeitsstörung aufrechterhalten. (Fiedler 2001, S. 300)

Schizotypische Persönlichkeitsstörung

Störungsbild: soziales Unbehagen, Verzerrungen im Wahrnehmen und Denken. Im Vordergrund stehen soziale Defizite, die durch akutes Unbehagen in und durch mangelnde Fähigkeit zu engen Beziehungen gekennzeichnet sind. Es treten Verzerrungen der Wahrnehmung und des Denkens sowie eigentümliches Verhalten auf. Familienuntersuchungen haben die genetische Verwandtschaft zur sog. Kernschizophrenie aufgezeigt (Siever 1985). Und bei einigen (wenigen) Betroffenen besteht das Risiko, unter extremer Belastung eine manifeste Schizophrenie zu entwickeln. Wenn schizotype Persönlichkeiten sich in Behandlung begeben, dann zumeist wegen sozialer Angst oder wegen depressiver Verstimmung.

Übergänge zur Normalität: ahnungsvoll und sensibel.
Selbst wenn kein Schizophrenierisiko besteht, finden sich bei den schizophrenen Grundstörungen entsprechende Wahrnehmungsveränderungen. Auch im Normalbereich des Persönlichkeitsstils erhalten viele Ereignisse, Gegenstände und Personen eine emotionale Bedeutung, die über ihren rational begründbaren Gehalt hinausgeht. Schizotype Personen reagieren insbesondere in zwischenmenschlichen Beziehungen hochgradig empfindsam. Entsprechend häufig sind sie einzelgängerisch und fühlen sich in Gesellschaft anderer eher unwohl. Vielfach finden sich künstlerische Begabungen und Berufe (vor allem im Bereich der Malerei oder Schriftstellerei).

Funktion und Dynamik: Eine erhöhte Aktivierung von positiven wie negativen Affekten stört den Zugriff auf sachliches Nachdenken und Planen. Vielmehr werden ungewöhnliche oder gar irrational anmutende kognitiv-affektive Schemaverbindungen entwickelt und später (unbewusst) aktiviert. Die hohe Bereitschaft, positive und negative Emotionen zu erleben, erklärt die Neigung, auch solche Wahrnehmungs- und Denkinhalte als bedeutungsvoll zu erleben, die für Außenstehende keine emotionale Bedeutung haben. (Fiedler 2001, S. 206)

Anhang

Was mir wichtig ist

Was möchte ich wie oft tun?	Gesundheit	Familie, Freunde	Beruf	Finanzen	Was mir Spaß macht	Sonstiges
Jeden Tag						
Einmal pro Woche						
Einmal im Monat						
Einmal im Jahr						
Einmalig						Einmal im Leben

Anhang

173

Anhang

Monat:

1
2
3
4
5
6
7
8
9
10
11
12
13
14
15
16
17
18
19
20
21
22
23
24
25
26
27
28
29
30
31

Anhang

Woche vom .... bis ....

	Montag	Dienstag	Mittwoch	Donnerstag	Freitag	Samstag	Sonntag
07-08							
08-09							
09-10							
10-11							
11-12							
12-13							
13-14							
14-15							
15-16							
16-17							
17-18							
18-19							
19-20							
20-21							

Sachwortverzeichnis

A

Achten 89
Achtsamkeit 60, 96, 119
Ältere Patienten 110
Ärger 34, 62, 78, 165
Aggressionen 27, 113, 114
Akzeptanz 89–90
Alltagssprache 29
Anspruchshaltung 38, 168
Appell 102, 106
Arbeitsfähigkeit 50
Arbeitsklima 73
Arbeitsunfähigkeit 50
Attacke 78
Auch 58
Aufmerksamkeit 123–125
Aufrichtigkeit 92
Authentizität 92
– maximale 92
– optimale 92
Awareness 119

B

Basisvariablen 88–93
Befinden des Helfers 72
Befindlichkeitsschwankungen 44
Begegnungssituation 14, 29, 49, 67, 73, 98
Belastungen 51
Besserungserwartung 93
Bewertung 43, 90, 101
Bewertungsabstinenz 90
Bewusstheit 56, 62, 79–80, 108, 119
– doppelte 98–99
– innere 102, 103
– klare 98
– oszillierende 98
Bewusstsein 57, 96, 125–126
Beziehungen
– liebende 120, 121
– liebevolle 122
– reale 92
– soziale 136, 140
– symbiotische 67
Beziehungsaussage 102–106
Beziehungsgestaltung 120
Beziehungskredit 89, 91
Bildnis 21–22, 27
Blickkontakt 109

Blinde Flecken 63–64, 69, 154
Botschaft 102, 103

C

Cortisol 140, 141

D

Diagnose 28
Dialyse 99
Dialyseteam 99
Dis-owned Self 78, 153
Drohungen 114–115
Druck
– institutionell 73
DSM 26
Dysfunktionale Strukturen 69

E

Echtheit 90–92
Einwand 28–29
Empathie 88–89
Empfänger 103
Empfindlichkeiten 65
Encountergruppe 28, 56, 57
Erfolgserwartungen 93
Erstkontakt 52, 72, 76
Erwartungshaltung 44
Erwartungsinduktion 93
Erwerbsfähigkeit 50
Erwerbsunfähigkeit 50
Etikettierung 53

F

Familie 128, 139, 141
Feed-back 24, 29, 64, 66, 99
Finanzierung 50
Flexibilität 29, 112–113
Fortbildung 129, 130, 142–143
Freizeitgestaltung 120
Freunde 24, 128, 139–141, 169

G

Gedanken 57, 123–126
– irrationale 115, 154
– rationale 116, 155
Gedankenknoten 43

Gedankenwahrnehmungen 125
Gefahr 75, 78, 79
– vermeiden 113
Gefühle 30, 45, 57, 64, 119, 153
Gefühlsausbrüche 114
Gefühlsreaktion 77, 98, 153
Gegenübertragung 76–80, 83, 86, 92, 153, 154
Gehirnkino 53
Gehirnwellen 126
General Semantics 20
Genießen 131–134
Gesamtpersönlichkeit 18, 31, 32, 60, 61
Gezwungen 49
Grundeinstellungen 115, 150, 154–155

H

Handlungen
– des Helfers 14–15, 62–66
– des Patienten 14–16, 34–40
Handlungsspielraum 11
Hanging out 128, 140
Hausaufgaben 111
Heilbehandlungsmaßnahme 49
Helfer 16
Heuchelei 92
Heyam dhukam anagatam 113
Hilfsangebot 49
Homo Ludens 133

I

Ideale 99
Informationsaufnahme 110
Informationsverlust 111
Inneres Kind 133
Inneres Team 17, 102, 107
Interaktion 9, 14–15, 29, 53, 71, 75–92, 98, 112, 135
Interaktionsphänomen 11, 28
Interaktionsprozess 13
Interesse
– eigenes 48
Interindividuelle Differenzen 94
Intraindividuelle Differenzen 94

J

Jammern 37, 49
Johari-Fenster 63

K

Klagen 37, 49

Knoten 41–43, 136, 154
Körper 135
Körperempfindungen 44
Körperereaktionen 98
Körpersignale 97
Kohärenz 29, 109
Kommunikation 100–111
– analog 101
– digital 101
– energetisch 101
– nonverbal 100
– stimmig 108
– verbal 100
Kommunikationsebene 104, 107
Kommunikationskompetenz 109
Kommunikationsprobleme 110
Kommunikationstechniken 108–111
Kompetenz 72, 92–93, 114, 142
Kongruenz 9, 90–92
Konsequenzen 50
Kreativität 121
Kurzzeittherapie 112

L

Laing'sche Knoten 41–43, 154
Langzeitgedächtnis 110
Lebensfreude 156
Lebenskunst 128, 131–132
Lebensträume 131
Liebe 9, 21–22, 112
Liebende Mutter 76
Lösungen 111, 112
Lösungsorientiert 111–112

M

Marathongruppe 57
Maskenträger 17
Massage 135
– ayurvedische 135
– synchron 135
M.C. 98
Meditation 123–126
– Meditationslehrer 124
– Morgen-Meditation 57–58
– Transzendentale Meditation 123, 124–126
– Vipassana-Meditation 123–124
– wissenschaftlich erfassen 126
Meta
– Kommunikation 101
– Statements 91
Methode
– richtige 9
– wirksame 93

177

Sachwortverzeichnis

Mimik 103
MiniMax-Interventionen 109
Mitarbeit 38, 93, 114
Mitgefühl 9, 88, 90
Mitwirkungspflicht 49
Moderatorvariable 153, 154
Motive
- des Helfers 67–70, 148, 154
- des Patienten 41–46, 147, 153

N

Nachfragen 110
Nachtdialyse 99
Narzissmus 25, 78, 168
Netzwerk
- soziales 135–141
Neotenie 144
Neugier 144
NLP 108–109

O

Offenheit 92, 144
Omnibus 18, 29
Opfer 23
Orakel 22
Ort 14, 47, 71, 96
Oxytocin 135

P

Paradies 75
Partnertherapie 29, 101
Patient 16
- gewalttätig 114
Person 17
- des Patienten 17–23
- des Helfers 55–59
Persönlichkeit 30
Persönlichkeitsanteile 14, 15, 28, 29, 55–61, 60, 78
Persönlichkeitsstörungen 223–27, 163–171
Persönlichkeitsvielfalt 21
Problem 95, 111–112
Professionalität 65
Projektion 77–81, 84
Prophezeihungen
- sich selbst erfüllende 22, 28, 42
Provokationen 78
Psychosoziale Situation 45

Q

Qualitätszirkel 129

R

Rationale Alternative 155
Rationale Gedanken 116, 150
Rationale Selbstanalyse 155
Redewendungen
- hilfreiche 109
Regeln 36–37, 69, 96
Rente 49
Ressourcen
- personale 155
- soziale 155
Rezepte 94–144
Rückmeldung 64, 110

S

Sachaussage 102–106
Sagen und Zeigen 110
Salutogenese 30
Selbstaussage 102–106
Selbstbestimmungsfreiheit 100
Selbstbild 28, 57, 77–78
Selbsterfahrung 56–57, 64, 96–97
Selbsterkenntnis 77
Selbstfreundschaft 135
Selbstfürsorge 120–144
Selbstgespräch 98, 115
Selbstkontrolle 62
Selbstkonzept 57
Selbstrelativierung 93
Selbstrückbezug 96, 122–126
Sender 103
Situation
- des Helfers 71–74
- des Patienten 47–54
Somatoforme Störungen 44–45
Soziale Isolation 135
Soziale Projekte 130
Soziale Unterstützung 140–141
Sozialer Rückhalt 128–129
Soziales Netzwerk 135–141
Supervision 64, 69, 96–97, 142, 161
Schattenseiten 154
Scheinheiligkeit 92
Schlagen 114
Schmerz 37, 112
Schmerzensgeld 121
Schweigen 9, 38, 92, 101
Schwieriger Fall 112
Stabilität 29
Stimmigkeit 29
Strafender Vater 76
Strenger Lehrer 76
Stresssituation 140
Strukturen 69, 109, 121

T

Tagesstruktur 69
Technik 76, 95
Teilpersönlichkeiten 17–20, 29–32
Therapeut 95
Tonfall 103
Transzendentale Meditation 123, 124–126
Transzendenz 124, 125
Transzendenzerfahrung 124
Trierer sozialer Stresstest (TSST) 140

U

Übertragung 76–80, 80, 82, 85, 92, 153, 154
Umdeutungen 109
Uneinsichtigkeit 38
Unerledigte Geschäfte 79
Unmündiges Korsett 69
Unwiderstehlichkeit 79

V

Vasudhaiva Kutumbakam 141
Veda 113
Verantwortlichkeiten 72
Verhaltensweisen des Helfers
– blind 63–65
– geheim 63–65
– öffentlich 63–65
– schwierige 62–65
– unbewusst 63–65
Verhaltensweisen des Patienten
– absonderliche 53
– Ärger 34
– Aggression 35
– demonstrativ 37
– Jammern 37
– Klagen 37
– Kränkbarkeit 36
– Rechthaberei 37
– Schweigen 9, 38
– schwierige 34–39, 53
– Selbstdarstellung 36
– streitsüchtig 37
– theatralisch 35
– Verweigerung 38
Verkaufsdruck 73
Verrat 22
Verschwiegenheit 92
Verständnis 119
Verstehen
– nicht wertendes 88–89
Verzweiflung 50

Vipassana-Meditation 123–124

W

Wahlfreiheit 100
Wahlmöglichkeit 113
Wahrnehmung 124, 125
Wahrnehmungsfähigkeit 125
Wärme 89
Wechselwirkungen 9, 94
Wertschätzung 89–90, 112
Widerstand 109, 115
Widerwillen 112
Wiederholung
– mehrfache 110
Wirklichkeit
– subjektive 28
Wohlbefinden 135
Wut 50, 114, 165, 168

Z

Zeitdruck 47, 71
Zeitmanagement 120, 126–131
Zeitpunkt 95
Zufriedenheitserlebnisse 129, 133, 134
Zuneigung 112, 140
Zuwendung 112, 133

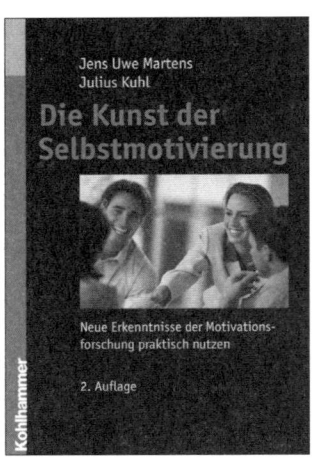

Jens-Uwe Martens/Julius Kuhl

Die Kunst der Selbstmotivierung
Neue Erkenntnisse der Motivationsforschung
praktisch nutzen

2., aktual. und erw. Auflage 2005
178 Seiten. Kart.
€ 24,–
ISBN 3-17-018926-3

Orientiert an den neuesten Erkenntnissen der experimentellen Psychologie und der Hirnforschung beantwortet dieses Buch alle wichtigen Fragen der modernen Motivationspsychologie: Wie können wir erreichen, was wir uns vornehmen? Wie kann man die eigenen Gefühle zur Steigerung von Motivation und Selbstmanagement einsetzen? Wie funktioniert Selbstmotivation und wie kann man sie lernen? Was versteht man unter „persönlicher Intelligenz" und wie lässt sie sich entwickeln?

„Die Autoren nehmen den Leser mit auf eine faszinierende Reise zum bewussten Umgang mit den eigenen Lebensentwürfen und zum Freilegen selbstmotivierter Handlungen. Ein Beispiel gebendes Buch für ein Ineinandergreifen von fundierter Theorie, praktischer Erfahrung und Orientierung gebender Schlussfolgerung."

Rasche Nachrichten

▶ www.kohlhammer.de

W. Kohlhammer GmbH · 70549 Stuttgart
Tel. 0711/7863 - 7280 · Fax 0711/7863 - 8430